E-Book inside auf psychotherapie.tools

Mit dem untenstehenden Download-Code erhalten Sie dieses Buch als E-Book im PDF-Format. Hierfür ist eine Registrierung auf www.psychotherapie.tools notwendig:

1. www.psychotherapie.tools/e-book-inside öffnen.
2. Code eingeben.
3. Auf »Freischalt-Code einlösen« klicken. Der Code ist einmal gültig.
4. Im Warenkorb auf »Zur Kasse« klicken und Vorgang nach Login abschließen.

Das E-Book steht Ihnen in Ihrem Kundenkonto unter »Mein Material« zur Verfügung. Es ist ausschließlich für den persönlichen Gebrauch einer einzelnen Person bestimmt.

Für Institutionen und Teams bieten wir gestaffelte Mehrplatz-Lizenzen an, die sich an der Zahl Ihrer Nutzer:innen orientieren. Kontaktieren Sie uns unter vertrieb-psychotherapie.tools@beltz.de und sichern Sie sich Ihre Mehrplatz-Lizenz!

AWGWVP78VR

Teismann • Wagner • Hofmann

Suizid in der Psychotherapie

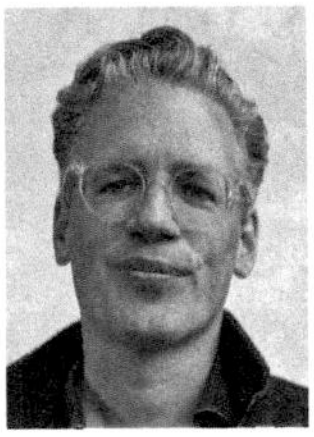

Apl.-Prof. Dr. Tobias Teismann ist Psychologischer Psychotherapeut und apl. Professor für Klinische Psychologie und Psychotherapie an der Ruhr-Universität Bochum. Er leitet die Psychotherapie-Ambulanz für Erwachsene am Forschungs- und Behandlungszentrum für psychische Gesundheit (FBZ) und forscht insbesondere zu Depression, suizidalem Erleben und Verhalten. Außerdem ist er in der psychotherapeutischen Aus- und Weiterbildung tätig und Autor zahlreicher Fachpublikationen.

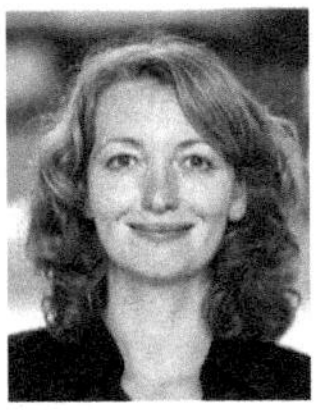

Prof. Dr. Birgit Wagner ist Psychologische Psychotherapeutin und Professorin für Klinische Psychologie & Psychotherapie (Verhaltenspsychologie) an der MSB Medical School Berlin und leitet gemeinsam mit Laura Hofmann die Spezialambulanz für Suizidprävention. Ihre Tätigkeits- und Forschungsschwerpunkte liegen auf Traumafolgestörungen (insbesondere anhaltende Trauerstörung) und internetbasierter Psychotherapie.

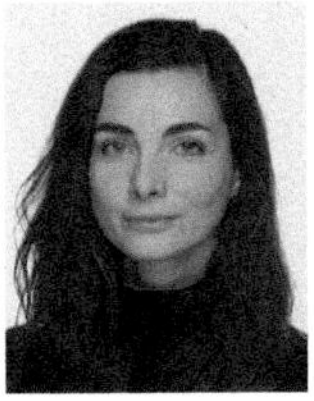

Dr. Laura Hofmann ist Psychologische Psychotherapeutin und wissenschaftliche Mitarbeiterin an der MSB Medical School Berlin. 2023 promovierte sie zum Thema Suizidprävention an der Universität Leipzig. Sie forscht zu Trauer nach Suizid, Suizidprävention und E-Mental-Health und leitet seit 2022 gemeinsam mit Birgit Wagner die Spezialambulanz für Suizidprävention.

Tobias Teismann • Birgit Wagner • Laura Hofmann

Suizid in der Psychotherapie

Informationen und Unterstützung für Behandelnde

Mit E-Book inside und Arbeitsmaterial

BELTZ

Apl.-Prof. Dr. Tobias Teismann
Ruhr-Universität Bochum
Massenbergstraße 9-13 | 44787 Bochum

Prof. Dr. Birgit Wagner
MSB Medical School Berlin
Rüdesheimer Straße 50 | 14197 Berlin

Dr. Laura Hofmann
MSB Medical School Berlin
Rüdesheimer Straße 50 | 14197 Berlin

Dieses Buch ist erhältlich als:
ISBN 978-3-621-29209-2 Print
ISBN 978-3-621-29210-8 E-Book (PDF)

1. Auflage 2026

Beltz Verlagsgruppe GmbH & Co. KG
Werderstraße 10, 69469 Weinheim
service@beltz.de

Lektorat: Andrea Glomb
Umschlagbild: Blasius Erlinger (getty images)
Herstellung: Sonja Droste
Satz: WMTP Wendt-Media Text-Processing GmbH, Birkenau
Druck und Bindung: Beltz Grafische Betriebe, Bad Langensalza
Beltz Grafische Betriebe ist ein Unternehmen mit finanziellem Klimabeitrag (ID 15985-2104-1001).
Printed in Germany

Weitere Informationen zu unseren Autor:innen und Titeln finden Sie unter: www.beltz.de

Inhaltsübersicht

Inhalt

Vorwort

Suizidales Erleben und Verhalten kommt in klinischen Populationen sehr häufig vor: 16 bis 67,5 % der Personen, die eine ambulante Psychotherapie beginnen, berichten, dass sie in der Woche vor Therapiebeginn unter Suizidgedanken gelitten haben (Teismann et al., 2024). Von denjenigen, die unter einer schweren psychischen Störung leiden, legen bis zu 34 % offen, dass sie schon einmal versucht haben, sich das Leben zu nehmen (Dong et al., 2019a, b). Von den Patient:innen, die unter einer Depression, einer Bipolaren Störung, einer Schizophrenie, einer Borderline-Persönlichkeitsstörung oder einer Alkoholabhängigkeit leiden, sterben 2 bis 8 % durch einen Suizid (Teismann & Claus, 2026). Zusammenfassend bedeutet dies, dass das Vorliegen einer psychischen Störung einen echten Risikofaktor für suizidales Erleben und Verhalten darstellt – und gleichzeitig, dass die allerwenigsten Menschen, die an einer psychischen Störung leiden, durch einen Suizid sterben werden. Es bedeutet zudem, dass alle in der klinischen Praxis tätigen Menschen mit suizidalem Erleben und Verhalten konfrontiert sind und dass nicht wenige einen Patientensuizid werden verarbeiten müssen. In diesem Sinne wird geschätzt, dass mehr als ein Drittel der Psycholog:innen und etwa zwei Drittel der Psychiater:innen während ihrer beruflichen Laufbahn mit einem Patientensuizid konfrontiert werden (Séguin et al., 2014).

Der Patientensuizid stellt somit ein reales und gefürchtetes »Berufsrisiko« dar.

- Angst vor Schuldgefühlen / Selbstvorwürfen nach einem Suizidversuch / Suizid,
- Angst vor Fehleinschätzungen und den damit verbundenen Konsequenzen,
- Angst vor juristischen Konsequenzen,
- Angst vor Vorwürfen durch Angehörige und / oder Kolleg:innen

sind die häufigsten von Psycholog:innen und Psychotherapeut:innen genannten Befürchtungen in der therapeutischen Arbeit mit suizidalen Patient:innen (Conrad et al., 2021). Tatsächlich haben Patientensuizide mitunter erhebliche Auswirkungen auf die mentale Gesundheit, das berufliche Selbstverständnis und die Berufsausübung von betroffenen Behandler:innen: Schock, Trauer, Schuld- und Schamgefühle im unmittelbaren Nachgang der Todesnachricht werden von den allermeisten Betroffenen berichtet. Insuffizienzerleben, Kompetenzzweifel und ein deutlich vorsichtigerer Umgang mit anderen suizidalen Patient:innen stellen weitere Konsequenzen eines Patientensuizids dar (Sandford et al., 2021). Gerade dann, wenn die Suizidant:innen jung waren oder Kinder zurücklassen, sind die Auswirkungen auf Behandler:innen nicht selten gravierend. Wenn Sie unter entsprechenden Folgen eines Patient:innensuizids leiden, dann sind Sie hiermit also nicht allein! In Abschnitt 1.4 und in Kapitel 3 des Buches werden wir auf erwartbare Reaktionen auf einen Patientensuizid noch ausführlich eingehen. In Kapitel 2 werden darüber hinaus die Reaktionen und Umgangsweisen verschiedener Kolleg:innen, die von einem Patient:innensuizid betroffen waren, im Rahmen von Fallvignetten beschrieben.

Zunächst wird es aber darum gehen, – unter Rückgriff auf die entsprechende Forschungslage – herauszuarbeiten, wofür wir in der Behandlung suizidaler Patient:innen Verantwortung haben und wofür wir keine Verantwortung übernehmen können. Im Kern geht es darum, zu verstehen, dass Suizide genauso wenig wie Suizidversuche vorhersehbar sind – durch nichts und durch niemanden:

- nicht durch Angehörige,
- nicht durch Behandler:innen,
- nicht durch Fragebögen,
- nicht durch Theorien und
- nicht durch künstliche Intelligenz.

Eine Risikoabschätzung in dem Sinne, dass wir als Behandler:innen sagen könnten, welche unserer Patient:innen in besonderem Maße gefährdet sind, suizidales Verhalten zu zeigen, gibt es nicht. Und dies liegt nicht daran, dass wir nicht gut genug ausgebildet wären oder uns nicht genug Mühe geben würden, sondern ausschließlich daran, dass wir vor einer unlösbaren Aufgabe stehen: Ereignisse, die selten auftreten, lassen sich nie sicher vorhersagen. Im Umkehrschluss bedeutet dies auch, dass wir nichts falsch gemacht haben müssen, wenn sich eine Patientin oder ein Patient von uns das Leben nimmt.

Wichtig

Natürlich setzen wir uns im Nachgang eines Suizids mit der Frage auseinander, ob wir unseren Patient:innen ein gutes therapeutisches Beziehungs- und Behandlungsangebot gemacht haben. Schützen wir uns aber davor, einen Patientensuizid per se als therapeutisches Versagen zu begreifen. Wir müssen uns zudem hüten, eine suizidale Entwicklung in der Rückschau als mehr oder weniger zwangsläufig zu erachten.

Mit Blick auf die Verantwortung, die wir unseren Patient:innen gegenüber haben, geht es in Teil III des Buches zudem noch um die speziellen rechtlichen Rahmenbedingungen, an die wir gebunden sind.

Wenn Sie dieses Buch in den Händen halten, dann sind Sie wahrscheinlich gerade betroffen von einem Patientensuizid, oder Sie begleiten jemanden, der einen Patientensuizid erlebt hat. So oder so wird die Situation eine schwierige sein. Wir hoffen, dass Ihnen dieses Buch dabei hilft, diese Situation zu meistern und weiterhin Freude an Ihrer therapeutischen Arbeit mit (suizidalen) Patient:innen zu empfinden.

Bochum und Berlin, im Oktober 2025

Tobias Teismann
Birgit Wagner
Laura Hofmann

I Grundlagen und Erfahrungen

1 Grundlegendes zu Suizidalität

In der klinischen Praxis sind Behandler:innen dazu verpflichtet, bei Personen, bei denen der Verdacht auf suizidales Erleben besteht, eine Risikoexploration vorzunehmen und zu dokumentieren (s. Abschn. 1.2). In diversen Leitlinien und Manualen werden detaillierte Hinweise dazu gegeben, welche Risiko- und Schutzfaktoren im Einzelnen abgefragt werden sollten (Teismann & Friedrich, 2022). Es wird erläutert, unter welchen Bedingungen von einem geringen, einem moderaten, einem hohen oder einem extremen Suizidrisiko auszugehen ist (Chu et al., 2015). Leicht vermitteln entsprechende Publikationen den Eindruck, dass sich das Suizidrisiko einer Person objektiv, reliabel und valide erfassen lässt. Wäre dem tatsächlich so, dann würde ein Patientensuizid bedeuten, dass die Risikoabschätzung unzureichend durchgeführt wurde, dass also entweder nicht alle relevanten Informationen erhoben wurden oder dass sie nicht auf die richtige Art und Weise berücksichtigt und miteinander in Beziehung gesetzt wurden. Fehler und Verantwortung lägen in diesem Fall bei dem / der Behandler:in.

Wichtig

In der Realität ist die Reliabilität von Risikoabschätzungen bestenfalls moderat (Kolochowski et al., 2025) und die prädiktive Validität – d. h. die Vorhersage suizidalen Verhaltens – liegt gerade einmal auf Zufallsniveau (Franklin et al., 2017).

Dies sollte keineswegs zu der Schlussfolgerung verleiten, dass es eine Risikoexploration nicht braucht. Vielmehr liegt es in der Verantwortung von Behandler:innen, ein offenes Gespräch über suizidales Erleben und Verhalten zu ermöglichen, therapeutische Hilfestellungen im Umgang mit suizidalem Erleben und Verhalten anzubieten und unter Umständen einen stationären Aufenthalt nahezulegen oder vorzubereiten (s. Abschn. 1.2). Es liegt aber nicht in der Verantwortung und im Möglichkeitsraum von Behandler:innen, suizidales Verhalten vorherzusagen. Dementsprechend tragen Behandler:innen – wie bereits gesagt – im Normalfall nicht die Verantwortung für einen Patientensuizid.

Im Folgenden wird genauer erläutert, warum sich Suizide nicht sicher vorhersagen lassen und es werden Hinweise dazu gegeben, wie sich therapeutisch mit dieser Unsicherheit umgehen lässt. Die Darstellung verfolgt dabei einerseits das Ziel, etwaige Schuldgefühle im Nachgang eines Patientensuizids zu relativieren, und andererseits soll die Darstellung dabei helfen, Haltung und Umgang mit suizidalen Patient:innen grundsätzlich zu überdenken.

1.1 Suizide sind unvorhersehbar!

Die Unvorhersagbarkeit von Suiziden ist keine neue Erkenntnis. Seit den 1950er-Jahren wird immer wieder auf dieses Faktum verwiesen (Rosen, 1954; Pokorny, 1983; Bryan, 2021), allerdings bislang ohne eine nennenswerte Resonanz in der klinischen Praxis und in Teilen der Forschungswelt. Und dies, obwohl die Befunde tatsächlich bemerkenswert sind: Franklin und Kolleg:innen (2017) gingen beispielsweise in einer vielzitierten Metaanalyse der Frage nach, welche Faktoren eine besondere Bedeutung für die Vorhersage von Suizidversuchen und Suiziden haben. Insgesamt berücksichtigten die Autor:innen 365 Längsschnittstudien und 16 Arten von Risikofaktoren – darunter alles, was in irgendeiner Form relevant erscheinen mag, u. a. demografische Merkmale, Psychopathologie, Vorgeschichte suizidalen Erlebens und Verhaltens, Krankengeschichte und Biomarker. Trotz des sehr umfangreichen Datenmaterials und der vielfältigen Analysen zeigte sich im Ergebnis, dass sich
(1) die Vorhersage von Suizidversuchen und vollendeten Suiziden in den vergangenen 50 Jahren – trotz eines immensen Zuwachses an diesbezüglicher Forschung – nicht verbessert hat;
(2) bei der Betrachtung egal welchen Risikofaktors eine Vorhersage nur knapp besser als auf Zufallsniveau möglich ist.

In einem Zeitungsinterview fasste der Hauptautor der Studie, Joseph Franklin (2016), das Hauptergebnis der Studie auf folgende Weise zusammen:

> »Mit anderen Worten: Ein Suizidexperte, der eine umfassende Risikoabschätzung vorgenommen hat, würde zukünftige Suizidgedanken und das suizidale Verhalten eines Patienten mit der gleichen Genauigkeit vorhersagen wie jemand, der den Patienten nicht kennt und seine Vorhersage auf der Grundlage eines Münzwurfs trifft.«

Klinisches Urteil. Es lässt sich einwenden, dass Behandler:innen im klinischen Alltag eine Risikoabschätzung nicht allein anhand von ein oder zwei Einzelfaktoren vornehmen. Natürlich fußt die Risikoabschätzung vielmehr auf einem komplexen klinischen Eindruck: Es wird eine Kombination aus vielen Risikofaktoren und deren Zusammenspiel mit potenziellen Protektivfaktoren herangezogen, um eine Risikoabschätzung vorzunehmen. Vor diesem Hintergrund gingen Woodford und Kolleg:innen (2019) in einer weiteren Metaanalyse der Frage nach, inwieweit Kliniker:innen vorhersagen können, wer von ihren Patient:innen nach Entlassung aus stationärer Behandlung erneut suizidale und nicht-suizidale Selbstverletzungen vornehmen wird. Es zeigte sich, dass 70 Prozent derer, die nach einer Behandlung erneut Selbstverletzungen vorgenommen haben, zuvor von ihren Behandler:innen als ungefährdet eingeschätzt wurden und dass etwa 80 Prozent derer, die als hochgefährdet eingeschätzt wurden, keine weiteren Selbstverletzungen vorgenommen haben. Zusammengenommen waren die Vorhersagen der Behandler:innen in dieser Metaanalyse im Resultat nur etwas besser als der Zufall. Eine bedeutsame Vorhersage von Suizidversuchen oder Suiziden durch Behandler:innen scheint somit nicht möglich zu sein.

Orientierung an theoretischen Modellen. Nun stellt sich die Frage, ob sich die Risikoabschätzung möglicherweise dadurch verbessern lässt, wenn Behandler:innen sich an theoretischen Modellen suizidalen Erlebens und Verhaltens orientieren. Immerhin sollte auf diese Weise der Blick unmittelbar auf Faktoren gelenkt werden, denen eine besondere Bedeutung zum Verständnis suizidalen Erlebens und Verhaltens zukommt. Metaanalysen zur Vorhersagekraft von zwei wichtigen theoretischen Modellen – der Interpersonalen Theorie suizidalen Verhaltens (Joiner, 2005) und dem Integrativen Motivational-Volitionalen Modell suizidalen Verhaltens (O'Connor & Kirtley, 2018) – zeigen zwar theoriekonforme Ergebnisse, die Effekte sind jedoch von vergleichsweise geringer Größe (Chu et al., 2017; Souza et al., 2024) und übertreffen nicht die Vorhersagekraft der Variablen, die Franklin und Kolleg:innen (2017) in der oben erwähnten Metaanalyse gefunden haben. Eine bedeutsame Vorhersage von Suizidversuchen / Suiziden durch die Orientierung an theoretischen Modellen scheint somit auch nicht möglich zu sein.

Einsatz von Künstlicher Intelligenz. Zuletzt kam die Hoffnung auf, dass sich die Vorhersage suizidalen Verhaltens durch die Verwendung Künstlicher Intelligenz (KI) verbessern lässt. Ein Vorteil der KI gegenüber konventionellen statistischen Ansätzen besteht darin, dass Tausende von Einflussfaktoren sowie deren Wechselwirkung bei der Vorhersage interessierender Ereignisse gleichzeitig berücksichtigt werden können. Ein weiterer Vorteil der KI ist die Tatsache, dass es sich um ein selbstlernendes System handelt, d.h. es wird nicht a priori festgelegt, welche Variablen auf welche Weise berücksichtigt werden sollen. Der Algorithmus entwickelt vielmehr in einem fortschreitenden Prozess automatisch die Kriterien, die sich am besten zur Klassifikation eignen. Die Nutzung von KI-Modellen durchzieht mittlerweile sämtliche Lebensbereiche und findet zunehmend auch Berücksichtigung in der Suizidforschung. Erste Ergebnisse deuteten auf eine vergleichsweise hohe Genauigkeit der Risikoklassifizierung bei der Vorhersage von suizidalem Erleben und Verhalten hin (Walsh et al., 2017), mittlerweile haben sich die Erwartungen an die Möglichkeiten der Suizidvorhersage durch KI-Modelle jedoch wieder reduziert: Auch komplexe Modelle der Risikoabschätzung erlauben keine präzise Vorhersage von suizidalem Verhalten (Kirtley et al., 2022). Insbesondere erlauben sie keine Vorhersage des Zeitpunkts, zu dem suizidales Verhalten gezeigt wird. Eine klinisch bedeutsame Vorhersage von Suizidversuchen und Suiziden durch die Nutzung von KI-Modellen scheint nicht möglich zu sein.

Fazit

Es bleibt somit festzuhalten, dass weder Einzelvariablen noch das klinische Urteil, die Orientierung an einem Theoriemodell oder Künstliche Intelligenz eine sichere Risikoabschätzung erlauben. Vor dem Hintergrund der dargestellten Befunde spricht die englische NICE-Guideline zur Behandlung von selbstverletzendem Verhalten (2022) u. a. folgende Warnungen aus:

- Verwenden Sie keine globale Risikostratifizierung in niedriges, mittleres oder hohes Risiko, um zukünftige Suizide oder erneute Selbstverletzungen vorherzusagen.
- Verwenden Sie keine globale Risikostratifizierung in niedriges, mittleres oder hohes Risiko, um zu bestimmen, wem eine Behandlung angeboten werden sollte oder wer entlassen werden sollte.

In der deutschen Leitlinie zur Behandlung suizidaler Patient:innen finden sich vergleichbare, wenn auch etwas schwächer formulierte Empfehlungen.

Bezieht man den beschriebenen Sachverhalt nun auf die Situation nach einem Patientensuizid, dann dürfte deutlich geworden sein, dass es für niemanden – also auch nicht für Sie als Behandler:in – die Möglichkeit gab, den Suizid / Suizidversuch Ihres Patienten oder Ihrer Patientin sicher vorherzusehen. Es stellt sich die Frage: Warum ist dies so? Hierfür gibt es verschiedene Gründe, auf die im Folgenden eingegangen wird.

Geringe Basisrate

Der zentrale Grund für die fehlende Möglichkeit, Suizide und Suizidversuche sicher vorherzusagen, besteht darin, dass suizidales Verhalten selten ist: Der amerikanische Suizidforscher Craig Bryan (2021) verdeutlicht dies an einer Modellrechnung basierend auf einer Studie, in der mehr als 80.000 Menschen über vier Jahre hinweg untersucht wurden (Simon et al., 2013). Alle Teilnehmenden der Studie füllten zu Studienbeginn einen Fragebogen aus, in dem sie gefragt wurden, ob sie in den letzten zwei Wochen Gedanken daran hatten, lieber tot sein zu wollen oder sich Leid zuzufügen. Es gab vier Antwortmöglichkeiten: *überhaupt nicht*, *an einzelnen Tagen*, *an mehr als der Hälfte der Tage* oder *beinahe jeden Tag*. Teilnehmer:innen, die in diesem Fragebogen angaben, *beinahe jeden Tag* unter Suizidgedanken zu leiden, hatten ein zehnfach höheres Risiko, im Untersuchungszeitraum durch einen Suizid zu sterben oder einen Suizidversuch zu unternehmen als Teilnehmer:innen, die angaben, *überhaupt nicht* an Suizid gedacht zu haben. Ein zehnfach erhöhtes Suizidrisiko klingt nun so, als ob hier tatsächlich ein hohes Suizidrisiko bestünde. Schaut man sich die Zahlen nun genauer an, so wird jedoch deutlich, dass dies mitnichten der Fall ist: Von den Personen, die angaben, *überhaupt nicht* an Suizid zu denken, starb 1 Person von 3000 im Untersuchungszeitraum durch einen Suizid. Von den Personen, die angaben, *beinahe jeden Tag* an Suizid zu denken, starben zehnmal so viele Personen, d. h. 10 Personen von 3000, im Untersuchungszeitraum durch einen Suizid. In der Gruppe von Personen ohne Suizidgedanken lag das Suizidrisiko somit bei 0,03 %, in der Gruppe von Personen mit täglichen Suizidgedanken lag das Suizidrisiko bei 0,3 %. Natürlich handelt es sich hierbei um ein deutlich erhöhtes statistisches Risiko. Gleichzeitig bedeutet dies jedoch nicht, dass ein hohes Risiko besteht, denn 99,7 % der Personen mit täglichen Suizidgedanken sterben nicht durch Suizid! Ein statistisch erhöhtes Risiko ist – vor dem Hintergrund der niedrigen Basisrate von Suiziden – dementsprechend nicht mit einem hohen Risiko gleichzusetzen.

In der Konsequenz erlaubt das Wissen um statistisch bedeutsame Risikofaktoren – wie in den oben erwähnten Metaanalysen deutlich geworden ist – keine klinisch bedeutsame Vorhersage von Suiziden. Selbst dann, wenn man ein nahezu perfektes Instrument entwickeln könnte, das sowohl 99 von 100 Suizidant:innen als auch 99 von 100 Nichtsuizidant:innen korrekt identifizieren würde, dann würden – bei einer Suizidrate von 13 pro 100.000 Menschen – gerade einmal 1,3 % der Suizidanten korrekt identifiziert werden: Der »perfekte« Test läge daher nahezu immer falsch (Bryan, 2021). Eine präzise Vorhersage seltener Ereignisse ist somit schlicht unmöglich. Dies gilt nicht nur für Suizide, sondern genauso für andere seltene Ereignisse, etwa Tötungsdelikte, Terroranschläge oder tödliche Autounfälle. Risikofaktoren sind für alle diese Ereignisse bekannt, gleichzeitig verhilft das Wissen um Risikofaktoren – vor dem Hintergrund der niedrigen Basisraten – nicht zu einer präzisen Vorhersage der Ereignisse.

Nun stellt sich die Frage, warum wir in der klinischen Praxis nur selten merken, dass wir keine guten Vorhersagen treffen können. Dies liegt wiederum an der niedrigen Basisrate suizidalen Verhaltens: Da es in den allermeisten Fällen *nicht* zu einem Suizid kommt, können wir uns nahezu immer als gute und fachkundige Behandler:innen bestätigt fühlen: Dass ich diesem suizidalen Patienten erlaubt habe, über das Wochenende nach Hause zu gehen, war genau richtig, denn es ist ja nichts passiert. Dass ich diese suizidale Patientin in die Klinik habe einweisen lassen, war genau richtig, denn sie lebt ja noch.

Ein Patientensuizid legt in dieser Situation nunmehr auf bittere Weise offen, dass die Vorhersagbarkeit suizidalen Verhaltens eine Illusion ist.

Wichtig • Intuition

In verschiedenen Publikationen wird darauf hingewiesen, dass Behandler:innen ihre eigenen emotionalen Reaktionen auf suizidale Patient:innen in die Risikoabschätzung einfließen lassen sollen (Barzilay et al., 2020). Tatsächlich sind Äußerungen wie »Ich hatte da irgendwie ein schlechtes Gefühl« in der klinischen Praxis nicht selten zu vernehmen und spielen mutmaßlich eine Rolle in der Risikoabschätzung. Vor dem Hintergrund der dargestellten Befunde sei jedoch davor gewarnt, persönliche emotionale Reaktionen als Intuition misszuverstehen.

Intuition lässt sich definieren als hochverdichtetes Erfahrungswissen, das eine schnelle eingebungsmäßige Einsicht ermöglicht. Damit sich intuitive Expertise entwickeln kann, braucht es jedoch zwei grundlegende Voraussetzungen:

(1) Eine Umgebung, die hinreichend regelmäßig ist, um vorhersagbar zu sein, und
(2) eine Gelegenheit, diese Regelmäßigkeit durch langjährige Übung zu erlernen (Kahneman, 2012).

Intuitive Expertise ließe sich in der Suizidprädiktion nur dann erwerben, wenn Behandler:innen sehr häufig mit Patient:innen Kontakt hätten, die sich im unmittelbaren Nachgang eines Gesprächs suizidieren (und die ein vergleichsweise homogenes Zustandsbild im Vorfeld der Suizidhandlung zum Ausdruck bringen).

Eine solche (Lern-)Situation gibt es im Umgang mit suizidalen Patient:innen nicht: Suizide sind selten und noch seltener treten sie im unmittelbaren Nachgang zu einem therapeutischen Gespräch auf. Demnach sollte nicht von der Möglichkeit einer intuitiven Risikoeinschätzung ausgegangen werden. Im Umkehrschluss bedeutet dies, dass man sich im Nachgang eines Patientensuizids nicht den Vorwurf machen sollte, dass man besser auf seine Intuition oder seine emotionale Reaktion hätte hören müssen. Intuitives Wissen um die Gefahr eines Suizids gibt es weder vor noch nach einem Suizid!

Die zentrale Ursache für die Unmöglichkeit, Suizide vorherzusagen, liegt somit in der geringen Basisrate von Suiziden. Die Risikoabschätzung wird aber noch durch weitere Aspekte erschwert, auf die im Folgenden eingegangen wird:

- Fluktuation und Dynamik
- Ambivalenz
- Kipppunkte
- Non-Disclosure

Fluktuation und Dynamik

Suizidales Erleben unterliegt raschen Intensitätsschwankungen (Hallensleben et al., 2019; Kleiman et al., 2017). Dies konnte in Studien, in denen Betroffene wiederholt am Tag danach gefragt werden, wie intensiv ihr Wunsch, sich selbst zu töten, aktuell ist, wiederholt dokumentiert werden (s. Abb. 1.1). Die Fluktuation mag damit zusammenhängen, dass Betroffene zwischenzeitlich von Belastungsfaktoren und suizidalem Erleben abgelenkt sind, sie könnte aber auch Ausdruck eines zugrunde liegenden ambivalenten Erlebens sein, innerhalb dessen lebensbejahende und lebensverneinende Motive dynamisch an Bedeutung gewinnen bzw. verlieren (s. Abschn. »Ambivalenz«)

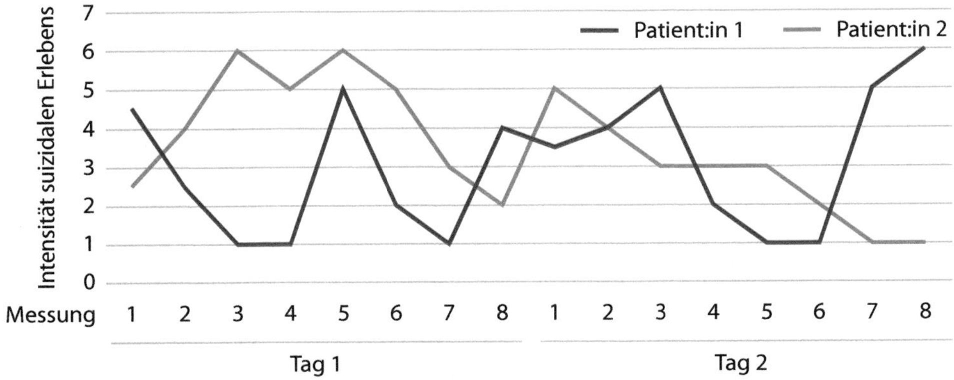

Abbildung 1.1 Beispielhafte Verdeutlichung der Fluktuation der Intensität suizidalen Erlebens

Aus der hohen Fluktuation suizidalen Erlebens ergibt sich nun, dass eine zu einem bestimmten Zeitpunkt vorgenommene Risikoabschätzung unter Umständen nur eine sehr umgrenzte zeitliche Gültigkeit besitzt. Würde man beispielsweise an Tag 1 zu Messzeitpunkt 3 der in Abbildung 1.1 dargestellten Grafik eine Risikoabschätzung vornehmen, so käme man vermutlich zu dem Eindruck, dass suizidales Erleben bei Patient:in 2 maximal ausgeprägt ist, während bei Patient:in 1 suizidales Erleben zwar vorhanden, aber nicht besonders intensiv ist. Würde man die Risikoabschätzung nun einen Tag später zu Messzeitpunkt 8 vornehmen, dann käme man zu einem genau umgekehrten Eindruck (Bryan, 2021). Die Schwere suizidalen Erlebens entzieht sich somit vielfach einer klaren Bestimmbarkeit und es ist nicht auszuschließen, dass Betroffene selbst von dieser Dynamik überrascht werden können.

Letzteres gilt ganz besonders für die letzte Stufe einer suizidalen Eskalation, die Transition von Suizidgedanken zu suizidalem Verhalten. In einer eigenen Untersuchung haben wir Personen, die einen Suizidversuch überlebt haben, gefragt, wie viel Zeit zwischen ihrer Entscheidung zum Suizid und der tatsächlichen Suizidhandlung vergangen ist: 36 % gaben an, dass weniger als fünf Minuten zwischen Entscheidung und Umsetzung lagen, 44 % gaben an, dass weniger als zehn Minuten dazwischen lagen, und bei gerade einmal 22 % lagen mehr als drei Stunden zwischen Entscheidung und Umsetzung (Paashaus et al., 2021). Andere Forschende kommen zu vergleichbaren Ergebnissen: In einer Interviewstudie mit Personen nach einem Suizidversuch konnten beispielsweise Millner und Kolleg:innen (2017) zeigen, dass Betroffene typischerweise berichten, bereits Jahre vor der Suizidhandlung erstmals Suizidgedanken gehabt zu haben. Binnen zwei Wochen vor der Suizidhandlung habe sich die Auseinandersetzung mit der Möglichkeit eines Suizids dann intensiviert, und zur Umsetzung einer Suizidhandlung kam es dann zumeist in weniger als fünf Minuten nach der Entscheidung zum Suizid. Vergleichbare Befunde zum zeitlichen Verlauf suizidaler Krisen finden sich übrigens auch dann, wenn Betroffene aus einem nicht westlichen Kulturkreis untersucht werden (Wasserman et al., 2008).

Aus diesen Befunden ergeben sich zwei wichtige Schlussfolgerungen:

(1) Es kann sein, dass sich eine betroffene Person am Vorabend bzw. am Tag des Suizids noch nicht darüber im Klaren war, dass sie sich am kommenden bzw. am selben Tag versuchen wird, sich das Leben zu nehmen.

(2) Wenn Betroffene sich gegenüber einem / einer Behandler:in von Umsetzungsabsichten klar distanziert haben, dann aber doch eine Suizidhandlung umsetzen, dann muss dies nicht bedeuten, dass Betroffene ihre Behandler:innen angelogen haben. Vielmehr kann die betroffene Person von der Heftigkeit aufwallender suizidaler Impulse selbst überrascht und überfordert worden sein.

Hot-Cold Empathy Gap

Grundsätzlich sind die meisten Menschen nicht gut darin, vorherzusagen, wie sie sich unter einer veränderten Gefühlslage verhalten werden. Unter dem Begriff »*hot-cold empathy gap*« publizierte Studien verweisen darauf, wie sich Entscheidungsprozesse in Abhängigkeit vom aktuellen emotionalen Zustand zum Teil erheblich – und für Betroffene nur schwer antizipierbar – verändern (Loewenstein, 2005): Sexuell erregte Personen bekunden beispielsweise wesentlich größeres Interesse an devianten und auch strafbaren Sexualpraktiken als Kontrollprobanden, die sich nicht in einem Zustand sexueller Erregung befinden (Ariely & Loewenstein, 2006). Es steht zu vermuten, dass suizidale Personen auch nur schwer antizipieren können, wie sie sich im Fall einer sich zuspitzenden emotionalen Krise entscheiden und verhalten werden.

Schlussendlich verweisen Studien zum Verlauf suizidaler Krisen darauf, dass eine nicht unbedeutende Anzahl an Betroffenen (11–17 %) berichtet, einen Suizidversuch unternommen zu haben, ohne im Vorfeld überhaupt irgendwelche Suizidgedanken gehabt zu haben (Bryan et al., 2023; Wastler et al., 2022). Das ist ein etwas kurioser Befund, und es ist derzeit unklar, wie genau solche Suizidversuche aussehen und zustande kommen. Es lässt sich mutmaßen, dass es sich hierbei um Suizidversuche handelt, die im Angesicht einer erheblichen oder existenziellen Stressbelastung (z. B. einer unerwarteten Trennungssituation oder einem Arbeitsplatzverlust) aus einem Moment heraus vollzogen werden. Es liegt auf der Hand, dass entsprechende Suizidhandlungen nicht vorhergesagt werden können.

Neben der geringen Basisrate begründet somit die erhebliche Dynamik suizidaler Entwicklungen, dass es nicht möglich ist, eine sichere Risikoabschätzung bei suizidalen Patient:innen vorzunehmen.

Ambivalenz

Die Dynamik suizidaler Krisen dürfte sich zu einem gewissen Grad aus dem Erleben suizidaler Ambivalenz speisen: Gründe zu leben und Gründe zu sterben werden gleichzeitig oder in rascher zeitlicher Aufeinanderfolge erlebt.

Wir alle kennen Ambivalenz aus Situationen, in denen wir mit schwierigen Entscheidungen konfrontiert sind – etwa, ob man sich von seiner Partnerin oder seinem Partner trennt, ob man seinen Job kündigt, ob man seine Mutter in ein Pflegeheim gibt oder in eine andere Stadt zieht. Es gibt wahrscheinlich keine Entscheidung, die bedeutsamer sein könnte als die, ob man sich töten sollte oder nicht. Es ist daher absolut erwartbar, dass Betroffene in eine Phase der Ambivalenz eintreten. Suizidale Ambivalenz setzt sich zumeist aus drei Bestimmungsstücken zusammen:

- **Gründe zu sterben** (Reasons for dying) umfassen beispielsweise den Eindruck,
  - eine Last für andere zu sein,
  - nirgendwo dazuzugehören,
  - dass alles hoffnungslos ist,
  - man selbst gefangen in einer unaushaltbaren, nicht lösbaren Situation ist,
  - dass man den (emotionalen) Schmerz keine Minute länger aushalten kann,
  - dass man es nicht verdient, zu leben,
  - dass man Schamerleben auf keine andere Weise begegnen kann.
- **Gründe zu leben** (Reasons for living) umfassen u. a. Themen wie
  - Familie / Freund:innen (»Ich will nicht, dass mein Mann denkt, ich hätte ihn nicht geliebt«),
  - Zukunftspläne (»Es stehen noch Dinge auf meiner Bucket-Liste«),
  - Dinge, die Freude machen (»Ich könnte nie mehr schwimmen gehen, wenn ich tot bin«),
  - Selbstbildannahmen (»Ich bin eigentlich niemand, der, wenn es schwierig wird, aus dem Feld geht«) und
  - Religiosität (»Meine Religion verbietet den Suizid«).
- **Gründe, nicht zu sterben** (Reasons not to die) umfassen u. a. Aspekte wie
  - Angst vor Schmerzen, Sterben und Tod oder
  - Angst davor, einen Selbsttötungsversuch mit körperlichen / geistigen Schäden zu überleben (»Ich wäre so gerne tot, aber ich traue mich nicht«).

Das Bild einer Waage lässt sich gut nutzen, um sich das Pendeln auf die eine oder die andere Seite der Ambivalenz zu veranschaulichen. Studien verweisen darauf, dass die allermeisten Betroffenen einen Zustand suizidaler Ambivalenz kennen und durchlaufen (Teismann et al., 2024). Interessant ist zudem, dass ambivalentes Erleben den gesamten suizidalen Prozess zu begleiten scheint: In einer frühen Studie berichteten beispielsweise 50 % der Personen, die nach einem Suizidversuch interviewt wurden, dass sie noch bei der Umsetzung der Suizidhandlung ambivalent waren, ob sie tatsächlich sterben wollen oder nicht (Kovacs & Beck, 1977). Anders als durch Ambivalenz ließe sich auch nicht erklären, warum manche Betroffene zunächst eine Überdosis an Medikamenten einnehmen und dann selbst den Notdienst verständigen.

Ambivalenz ist im Kontext suizidalen Erlebens also erwartbar, normal und insofern positiv, als Ambivalenz immer bedeutet, dass eine Entscheidung zum Suizid (noch) nicht gefallen ist. Gleichzeitig ist es sehr anstrengend, sich in einem Zustand der Ambivalenz zu befinden. Ambivalenz erschwert außerdem die Risikoeinschätzung. Ein gängiger Mythos besagt etwa, dass suizidale Menschen keine Zukunftspläne machen würden (und andersherum Menschen mit Zukunftsplänen nicht wirklich suizidal sind). Es liegt jedoch im Wesen von Ambivalenz, dass suizidale Menschen starke Todeswünsche haben können und gleichzeitig einen Urlaub oder die berufliche Wiedereingliederung planen, ein Auto kaufen oder sich auf eine Prüfung vorbereiten können. Solange eine Entscheidung noch nicht getroffen wurde, können unterschiedliche Motivlagen handlungsleitend werden. Es ist einerseits natürlich sehr gut, wenn eine Person von Zukunftsplänen berichtet, es ist andererseits aber kein Hinweis darauf, dass diese Person nicht mehr suizidal ist. Klar ist aber auch, dass dieses Nebeneinander von sich widersprechenden Motiven es für Betroffene und Außenstehende extrem schwer macht, einzuschätzen, in welche Richtung eine Entscheidung fallen wird – und dies bis zuletzt.

Beispiel

Verdeutlichen lässt sich dies gut mit Situationen, in denen man das Gleichgewicht verliert, beispielsweise beim Fahrradfahren oder wenn man über eine Slackline läuft. Kleinere Erschütterungen des Gleichgewichts lassen sich durch Ausweichbewegungen gegebenenfalls schnell wieder regulieren, wird das Gleichgewicht jedoch stärker erschüttert, dann ist mitunter für einen längeren Zeitraum (zumindest bei geübten Personen) unklar, ob eine Stabilisierung erfolgt oder ob es zum Sturz kommt (vgl. Bryan, 2021). Auf vergleichbare Weise bleibt auch im Kontext suizidaler Impulse vielfach unklar, welche Seite der Ambivalenz sich durchsetzen wird.

Kipppunkte

In der Konsequenz lässt sich nicht vorhersagen, ob und wann eine Entscheidung zum Suizid getroffen wird; manche Autor:innen sprechen von einem »mentalen Unfall«, bei dem die Verhaltenskontrolle über suizidale Impulse (plötzlich) versagt (Ajdacic-Gross et al., 2019), andere sprechen von Zufall (Soper et al., 2022), und in sogenannten *Dynamic-Systems*-Ansätzen (de Beurs et al., 2021) wird vom Erreichen eines Kipppunktes (tipping point) gesprochen. Aus Gesprächen mit Betroffenen ist bekannt, dass Ambivalenz nicht aufgelöst sein muss, um die Entscheidung zum Suizid zu treffen, vielmehr scheinen manche Betroffene Gründe, die gegen einen Suizid sprechen, ab einem bestimmten Punkt beiseite zu schieben und auszublenden (Galasinski & Ziółkowska, 2024). Andere Betroffene treffen keine aktive Entscheidung zum Suizid, sondern lassen die Situation für sich entscheiden, indem sie beispielsweise mit geschlossenen Augen in den Straßenverkehr gehen oder recht willkürliche Vereinbarungen treffen: »Wenn mich eine Person fragt, wie es mir geht, dann werde ich nicht springen.«

Zwischen der Entscheidung zum Suizid und der Suizidhandlung vergehen vielfach nur wenige Minuten oder Stunden. In dieser Zeit scheint es entscheidend zu sein, ob ein unmittelbarer Zugriff auf Tötungsmittel besteht. So ist aus diversen Untersuchungen bekannt, dass ein erschwerter Zugang zu Tötungsmitteln – sei es durch die Sicherung von Brücken oder anderen hohen Bauwerken, die Reduktion der Packungsgröße toxischer Medikamente, die veränderte Aufbewahrung von Waffen – mit einer reduzierten Suizidrate einhergeht (Teismann, 2023): Je mehr Zeit vergeht, ohne dass es zu einer Suizidhandlung kommt, desto höher ist die Wahrscheinlichkeit, dass unmittelbarer Handlungsdruck nachlässt und ambivalentes Erleben wieder spürbar wird. Auch zufällige Ereignisse – das Telefon klingelt, die Katze kratzt an der Tür, man wird angesprochen – können zu diesem Zeitpunkt noch dazu beitragen, dass die Entscheidung zum Suizid an Momentum verliert und die Personen aus der engen Fokussierung auf den Suizid herausfinden. Letztlich ist dies sogar dann noch möglich, wenn die Suizidhandlung bereits begonnen wurde: Nach der Einnahme von Tabletten kommt Angst auf oder es werden erhebliche Schmerzen erlebt, sodass die Suizidhandlung abgebrochen wird.

Die beschriebenen Aspekte machen deutlich, dass die Entscheidung zum Suizid und die Umsetzung einer Suizidhandlung durch diverse Faktoren moderiert werden können. Nicht von ungefähr kommen 10 bis 40 Suizidversuche auf einen Suizid. Letztlich trägt all dies zur Unmöglichkeit bei, Suizide vorherzusagen.

Non-Disclosure

Neben den genannten Gründen für die Unvorhersagbarkeit von Suiziden, die sich auf die Basisrate und die Dynamik suizidalen Erlebens und Handelns beziehen, gibt es noch eine viel trivialere Ursache fehlender Vorhersagbarkeit: Ein hoher Prozentsatz von Betroffenen legt nicht offen, dass Suizidgedanken ein Thema sind. Wie sollten wir nun etwas vorhersehen, wovon wir gar nichts wissen? In Studien zeigt sich relativ konsistent, dass 50 bis 60 % der Betroffenen ihre Suizidgedanken gegenüber Behandler:innen, Angehörigen und Freund:innen nicht offenlegen (Hallford et al., 2023), und dass die berichtete Häufigkeit von Suizidgedanken in vollständig anonymen Befragungen deutlich höher liegt als in nicht anonymisierten Befragungen (Deming et al., 2021). Etwa 50 % der Eltern wissen nichts von den Suizidgedanken ihrer Kinder (Jones et al., 2019). Wenn überhaupt, legen Betroffene suizidales Erleben und Verhalten am häufigsten gegenüber Partner:innen, Familienmitgliedern, Freund:innen und professionellen Helfer:innen (Psychotherapeut:innen, Psychiater:innen, Hausärzt:innen) offen (Calear & Batterham, 2019). Als Ursache für das Verschweigen von Suizidgedanken werden die folgenden Gründe angeführt:

- Angst vor einer Hospitalisierung
- Angst vor Autonomieverlust
- Angst davor, dass Informationen nicht vertraulich behandelt werden
- Angst vor negativen Reaktionen des Gegenübers
- Scham- und / oder Schulderleben
- eine (unzureichende) therapeutische Beziehung

Natürlich ist es unsere Aufgabe als Behandler:innen, ein Gesprächsklima zu schaffen, in dem Betroffene sich trauen, von Suizidgedanken zu berichten. Wir können aber nur ein Angebot machen – es liegt nicht in unserer Kontrolle (und nicht in unserem Interesse), eine Offenlegung zu erzwingen.

Tatsächlich gibt es in der Forschung jedoch Versuche, implizite Suizidalität, d. h. von Betroffenen nicht explizit geäußertes suizidales Erleben, zu erfassen und für die Risikoabschätzung zu nutzen. Mit diesem Ziel hat die Arbeitsgruppe um den amerikanischen Harvard-Professor Matthew Nock eine Reihe von sogenannten impliziten Assoziationstests (IAT) zur Vorhersage von suizidalem Verhalten entwickelt (Nock et al., 2010). In diesen Computertests wird über die Erfassung von Reaktionszeiten bestimmt, wie schnell Proband:innen sich selbst und Begriffe wie Suizid oder Tod miteinander in Verbindung bringen (ohne dass die Proband:innen explizit nach Todeswünschen gefragt werden). Wenn Personen – vereinfacht gesprochen – auf ein Begriffspaar wie »Tod« und »ich« schnell reagieren, dann wird dies als Ausdruck einer verdeckten Suizidalität verstanden. Unter einer Forschungsperspektive handelt es sich um einen interessanten Ansatz, in der klinischen Praxis spielt die implizite Assoziationstestung jedoch keine Rolle, und die Vorhersagekraft impliziter Suizidmotive für späteres suizidales Verhalten ist wiederum so klein (Sohn et al., 2021), dass nicht zu erwarten ist, dass sich auf diese Weise die Vorhersage suizidalen Verhaltens nennenswert verbessern lässt.

1.2 Kollaborative Risikoexploration und Behandlungsplanung

Aus der gesamten bisherigen Darstellung sollte deutlich geworden sein, dass eine wirkliche Risikoabschätzung nicht möglich ist und Sie keinen Fehler gemacht haben müssen, wenn sich Ihr Patient oder Ihre Patientin das Leben genommen hat.

Wichtig

Ziehen Sie hieraus aber bitte – mit Blick auf zukünftige suizidale Patient:innen – nicht den Schluss, dass Sie auf eine Risikoexploration verzichten könnten. Aus juristischer Perspektive ist die Risikoexploration ein absoluter Behandlungsstandard. Sie möchten vor keiner Richterin oder keinem Richter der Welt stehen und sagen müssen, dass Sie ein Buch gelesen haben, in dem stand, dass eine Risikoabschätzung ohnehin nichts bringe. Mit Blick auf Ihre eigene Sicherheit müssen Sie eine entsprechende Exploration also immer durchführen. Darüber hinaus äußern viele suizidale Patient:innen auch den Wunsch, dass einmal jemand ausführlich mit ihnen über ihre Suizidgedanken spricht (Hom et al., 2021). Mit einem Risikoexplorationsgespräch kommen Sie somit auch einem häufigen Patientenwunsch nach.

Das Risikoexplorationsgespräch sollte aber weniger mit der Idee erfolgen, dass hierbei Informationen eingeholt werden, die sich zu einer Einschätzung des aktuellen Suizidrisikos verrechnen lassen, als vielmehr mit der Idee, zu verstehen, wie das suizidale Erleben des Gegenübers beschaffen ist. Es geht darum, sich ein Bild davon zu machen, wie das Suizidalsein im individuellen Fall »funktioniert«, d. h. wodurch suizidales Erleben und Verhalten entstanden ist, wodurch es aufrechterhalten wird und im Spannungsfeld welcher Gründe zu sterben und welcher Gründe zu leben sich Suizidwünsche verorten lassen. Es sollte des Weiteren geklärt werden, was Patient:innen sich von dem Gespräch und einer Behandlung erhoffen und was sie brauchen, um sich sicherer zu fühlen. Das Gespräch zielt also darauf ab, therapeutische Ansatzpunkte für Krisenintervention und Psychotherapie zu identifizieren (Hawton et al., 2022; Teismann et al., 2019). In diesem Sinne verläuft ein Explorationsgespräch mit einem / einer suizidalen Patient:in nicht anders als ein Explorationsgespräch mit beispielsweise einem / einer depressiven Patient:in. Auch hier wollen wir verstehen, wie sich die Depression entwickelt hat, wodurch depressive Symptome aufrechterhalten werden und was sich Patient:innen von der Behandlung wünschen. Es geht also darum, ein Fallverständnis zu entwickeln und Patientenziele zu identifizieren. Und wie bei anderen sollte dies auch mit suizidalen Patient:innen in einem kollaborativen Verstehens- und Behandlungsplanungsprozess erfolgen: Wir versuchen uns gemeinsam mit unseren (suizidalen) Patient:innen ein Bild von der aktuellen Situation zu machen und planen gemeinsam Behandlungsschritte und etwaige Maßnahmen zur Erhöhung von Sicherheit. Dies geschieht immer aus dem Wissen heraus, dass wir als Behandler:innen nicht mehr über das Suizidrisiko unserer Patient:innen wissen als diese selbst (und dass wir gemeinsam von der Entwicklung suizidaler Krisen überrascht werden können).

Wichtig

Eine solche kollaborative und bedürfnisorientierte Behandlungsgestaltung und -planung endet allerdings, wenn nicht davon ausgegangen werden kann, dass Patient:innen sich in einem Zustand der Freiverantwortlichkeit befinden. Das heißt: Immer dann, wenn Patient:innen von Suizidabsichten sprechen und gleichzeitig akut psychotisch oder intoxikiert sind, unter einer Bewusstseinseintrübung leiden, unter einem dementiellen Syndrom leiden, sich in einem sehr schweren depressiven Zustand befinden oder einen psychischen Ausnahmezustand erleiden, ist Schluss mit einer gemeinschaftlichen Behandlungsplanung. In solchen Fällen entscheiden wir für die Patient:innen und immer für mehr Sicherheit (d. h. eine geschützte Unterbringung). Für Letzteres entscheiden wir uns dann, wenn Patient:innen sich nicht von akuten Umsetzungsideen einer Suizidabsicht distanzieren können (s. Kap. 7).

Solange solche extremen psychischen Zustände nicht gegeben sind, gestalten wir den Behandlungsprozess jedoch gemeinschaftlich und treffen Absprachen einvernehmlich. In diesem Sinne tragen Behandler:innen die Verantwortung dafür, suizidales Erleben anzusprechen und ein patient:innengerechtes Behandlungsangebot zu machen. Behandler:innen tragen jedoch nicht die Verantwortung dafür, vorherzusehen, ob Patient:innen suizidales Verhalten zeigen werden. Das ist nicht möglich.

1.3 Vorsicht: Hindsight Bias

Im Nachgang eines Patientensuizids muss man aufpassen, dass man die Entwicklung hin zum Suizid nicht als zwangsläufiger betrachtet, als sie es tatsächlich war. In der Kognitionspsychologie spricht man von einem sogenannten Rückschaufehler (engl. *hindsight bias*), wenn die Vorhersehbarkeit eines Ereignisses überschätzt wird, nachdem das Ereignis eingetreten ist. Es handelt sich um eine Gedächtnisverzerrung, bei der vorher vorhandene Informationen unter dem Einfluss des Ereignisses neu betrachtet werden und es dabei zu einer Überschätzung der Vorhersagbarkeit des Ereignisses kommt.

In der Auseinandersetzung mit Suiziden kann es leicht passieren, dass man Risikofaktoren in der Rückschau als bedeutsamer einschätzt, als sie es tatsächlich waren: Es ist richtig, dass die meisten Menschen, die durch einen Suizid sterben, unter einer Depression gelitten haben. Es ist aber genauso richtig, dass die wenigsten Menschen, die an einer Depression leiden, durch einen Suizid sterben. Selbst wenn die Person, die Sie durch einen Suizid verloren haben, durch diverse Risikofaktoren charakterisiert war, bedeutet dies mitnichten, dass Sie von einem drohenden Suizid ausgehen mussten. Wie bereits gesagt, sterben die meisten Menschen – auch diejenigen, die unter vielen Risikofaktoren leiden – nicht durch einen Suizid. Vorsichtig muss man hierbei insbesondere mit Aussagen oder Verhaltensweisen sein, die infolge des Ereignisses als vermeintlich »klares« Indiz einer Suizidankündigung gesehen werden: »Er hat sich an dem Morgen zum ersten Mal für all meine Bemühungen bedankt.« »Sie hat mich an dem Morgen lange angeguckt und gelächelt.« »Er hat den letzten Termin kurzfristig abgesagt.« Es kann sein, dass solche oder ähnliche Verhaltensweisen aus dem Wissen um die nahende Suizidhandlung erfolgt sind. Es kann aber auch sein, dass die Person zu diesem Zeitpunkt noch gar nicht entschieden hatte, durch einen Suizid zu sterben. So oder so kündigen leicht ungewöhnliche Verhaltensweisen in nahezu 100 % der Fälle keine Suizidhandlung an. Wie sollte man also im Vorhinein wissen, welche Verhaltensvariation hochrelevant ist und welche nicht? Wie hätte man auf die entsprechenden Verhaltensweisen im Sinne der Suizidprävention reagieren sollen? Weil jemand sich bedankt, lächelt oder einen lange anschaut, kann man keinen stationären Aufenthalt veranlassen.

Es wird sehr gute Gründe dafür gegeben haben, dass Sie eine suizidale Person nicht in einen geschützten Kontext überführt haben bzw. einen Wochenendurlaub oder einen Ausgang aus dem stationären Setting erlaubt haben. Hätten Sie gewusst, dass es genau zu diesem Zeitpunkt zum Suizid kommt, dann hätten Sie dies nicht getan. Sie haben es aber nicht gewusst und Sie hätten es nicht wissen bzw. vorhersehen können. Verlieren Sie diese Tatsache bei einer nachträglichen Auseinandersetzung mit einem Patientensuizid nie aus den Augen und stellen Sie sich immer wieder die Frage, ob Ihre Betrachtungsweise möglicherweise durch einen Rückschaufehler verzerrt sein könnte.

Beispiel • Unmittelbare Verantwortungsübernahme

Im Rahmen eines Suizides in einer der Einrichtungen, in der wir arbeiten, ist die unmittelbare Bereitschaft zum Hindsight Bias und zur Verantwortungsübernahme sehr deutlich geworden. Die Frau eines Patienten rief morgens in einem der Büros der Therapeut:innen an und bat um Rückruf der zuständigen Therapeutin: Ihr Mann habe sich in der Nacht das Leben genommen. Durch einen unglücklichen Umstand kam es zu einer Namensverwechslung, sodass die falsche Therapeutin über den vermeintlichen Suizid eines ihrer Patienten informiert wurde. Die Therapeutin reagierte mit starkem Entsetzen und berichtete in der Supervision, dass der Suizid für sie völlig überraschend gekommen sei: Die Therapie habe kurz vor der Beendigung gestanden, dem Patienten sei es sehr gut gegangen, er habe sich aber gewünscht, in der letzten Sitzung noch mal sein Verhältnis zu seiner Mutter zu reflektieren. In dieser letzten Sitzung habe er ganz normal gewirkt, offenkundig habe die Sitzung ihn aber im Nachgang so destabilisiert, dass er sich nun das Leben genommen hätte. Die Therapeutin machte sich erhebliche Vorwürfe und stellte sich immer wieder die Frage, ob sie diese letzte Sitzung hätte anders gestalten müssen.

Im weiteren Lauf der Supervisionssitzung wurde dann beschlossen, dass die Frau des Patienten bestenfalls noch während der Sitzung zurückgerufen werden müsse. Den entsprechenden Anruf nahm dann unmittelbar der vermeintlich verstorbene Patient entgegen, der die Aufregung und die Sorge um ihn sowie die erhebliche Erleichterung der Patientin mit den Worten quittierte, dass der Therapeutin doch klar gewesen sein müsse, dass es ihm sehr gut gehe, die Therapie ihm toll geholfen habe und er die letzte Sitzung sehr aufschlussreich fand.

Sehr deutlich zeigte sich in dieser Supervision die unmittelbare Bereitschaft der Therapeutin, die Verantwortung für den Suizid bei sich zu suchen und die Inhalte der letzten Therapiesitzung als überfordernd zu bewerten.

1.4 Reaktionen auf Patientensuizide: Blick auf die Empirie

Wenn Sie sich durch einen Patient:innensuizid stark belastet und verunsichert fühlen, dann sind Sie damit nicht alleine. Die allermeisten Betroffenen berichten von einer starken emotionalen Reaktion. Die Gefühlslage ist dabei bestimmt durch Schuld- und Schamgefühle, Schockerleben, Traurigkeit, Hilflosigkeit, Angst und Ärger. Bei etwa 12 bis 53 % der Betroffenen reicht der Grad der emotionalen Belastung in den klinisch bedeutsamen Bereich (Sandford et al., 2021). Die Belastung hält bei der Hälfte der Betroffenen etwa vier Wochen an; nicht wenige berichten aber auch noch mehrere Monate später von anhaltenden emotionalen Nachwirkungen eines Patientensuizids. Die erlebte Belastung hängt zum einen mit dem / der Suizidant:in zusammen, so reagieren Behandler:innen mit stärkerer Belastung, wenn Suizidant:innen noch jung waren oder Kinder zurückgelassen haben. Zum anderen reagieren Behandler:innen nachvollziehbarerweise mit einer stärkeren Belastung, wenn sie Vorwürfe von Hinterbliebenen erwarten, wenn sie sich durch ihre Kolleg:innen und ihren Arbeitgeber nur unzureichend unterstützt fühlen oder wenn sie ein juristisches Verfahren fürchten (Wurst et al., 2013).

Neben den unmittelbaren emotionalen Reaktionen berichtet ein großer Teil der Betroffenen, sich durch den Patient:innensuizid in ihrer beruflichen Rolle massiv infrage gestellt und im Kontakt mit Patient:innen unsicher zu fühlen, sich vermehrt mit juristischen Aspekten der Arbeit zu beschäftigen und sich von ihren Kolleg:innen entfremdet zu fühlen (Leaune et al., 2019). Nicht wenige verändern im Nachgang ihre therapeutische Praxis:

- Sie behandeln keine suizidalen Patient:innen mehr,
- weisen schneller in eine Klinik ein,
- führen häufigere Risikoexplorationen durch und
- dokumentieren Sitzungen ausführlicher (Sandford et al., 2021).

Zusammengenommen berichten Betroffene eines Patientensuizids also, dass sie im Umgang mit suizidalen Patient:innen vorsichtiger geworden sind. Dies kann – muss aber nicht – einen Nachteil für die Behandlung mit sich bringen und sollte supervisorisch oder intervisorisch reflektiert werden.

Als hilfreich erleben viele Betroffene in dieser Situation sowohl informelle Unterstützung durch Kolleg:innen, Familienmitglieder und Freund:innen als auch supervisorische Begleitung durch erfahrene Kolleg:innen. Teameetings und Suizidkonferenzen werden von manchen, nicht aber von allen, als hilfreich erlebt. Von denjenigen, die Kontakt zur Familie der verstorbenen Person aufnehmen, berichtet die Mehrheit, dass sie die Auseinandersetzung mit den Angehörigen als hilfreich erlebt hat (Leaune et al., 2019).

Auf diesen kursorischen Überblick über häufige Folgen und Konsequenzen eines Patientensuizids folgt im nächsten Kapitel nun eine ausführliche Auseinandersetzung mit den Reaktionsweisen und Bewältigungsstrategien von sechs Kolleginnen und Kollegen, die einen solchen erlebt haben.

2 Betroffene berichten

In den folgenden Fallvignetten berichten Psychologische Psychotherapeut:innen sowie Psychotherapeut:innen in Ausbildung von erlebten Patientensuiziden. Ein Fokus der Darstellung liegt hierbei auf der emotionalen Belastung nach dem Suizid, den Auswirkungen auf die therapeutische Arbeit, Bewältigungsstrategien sowie Barrieren und Empfehlungen für die Nachsorge. Möglicherweise können Sie in der einen oder anderen Beschreibung Parallelen zu Ihrer eigenen Lage sehen. Es sollte in jedem Fall deutlich werden, dass Sie – bei aller Heterogenität der Situationen und Erlebensweisen – mit Ihrem Erleben nicht alleine sind.

2.1 Suizid in der Ausbildung

Frau S. befand sich zum Zeitpunkt des Patientensuizids in ihrer Weiterbildung zur Psychologischen Psychotherapeutin mit Fachkunde Verhaltenstherapie. Ihre praktische Tätigkeit hatte sie bereits abgeschlossen und arbeitete seit neun Monaten in der ambulanten Versorgung. Zum Zeitpunkt des Suizids hatte sich der Patient fünf Monate bei ihr in psychotherapeutischer Behandlung befunden.

Vorgeschichte und Symptomatik

Der 43-jährige Patient hat im Anschluss an eine 10-wöchige stationäre Behandlung selbstständig die psychotherapeutische Ambulanz aufgesucht. Der stationäre Aufenthalt sei aufgrund einer Bipolaren Störung mit gegenwärtig manischer Episode erfolgt, im Rahmen derer der Patient unter akustischen Halluzinationen in Form kommentierender Stimmen sowie einem Beziehungswahn gelitten habe. Zudem habe der Patient ein deutlich vermindertes Schlafbedürfnis, eine gesteigerte motorische Unruhe sowie ein ausgeprägt erhöhtes Selbstwertgefühl gezeigt. Zu Beginn der ambulanten Behandlung habe der Patient eine vorherrschend mittelgradige depressive Symptomatik mit gedrückter Stimmung, Antriebsmangel, Verlust von Freude, Konzentrationsschwierigkeiten sowie Interessenverlust präsentiert. Er berichtete ausgeprägte Schamgefühle aufgrund seines Verhaltens während der manischen Episode und könne mit seinem Umfeld nicht darüber sprechen. Suizidgedanken habe er in den ersten zwei Monaten in jeder Sitzung kommuniziert, diese seien im Verlauf rückläufig gewesen. Konkrete Suizidpläne sowie Vorbereitungshandlungen seien von dem Patienten stets verneint worden. Acht Jahre zuvor habe es einen Suizidversuch im Rahmen einer depressiven Episode gegeben. Der Patient sei während der stationären Behandlung auf Lithium eingestellt worden, welches er einen Monat vor dem Suizid ohne Rücksprache abgesetzt habe. Seinen Job habe er durch seine längere Krankheitsphase verloren. Die Beziehung zu seiner Herkunftsfamilie sowie zu seinem sozialen Umfeld wurde bis zu seiner Erkrankung als stabil beschrieben. Seit dem Klinikaufenthalt hätten sich seine Freund:innen vermehrt von ihm abgewandt. Der Patient habe im Verlauf risikoreiches Verhalten gezeigt, etwa zu schnelles Autofahren und einen übermäßigen Alkoholkonsum.

Suizidales Erleben und Verhalten

Frau S. berichtet, aufgrund der Suizidgedanken des Patienten eine regelmäßige Risikoeinschätzung vorgenommen zu haben. Die therapeutische Beziehung zu dem Patienten beschrieb sie als stabil. Der Patient habe zwar regelmäßig Suizidgedanken berichtet, während des gesamten Behandlungsverlaufs habe Frau S. die Suizidalität jedoch zu keinem Zeitpunkt als akut eingeschätzt und eine stationäre Einweisung in Betracht gezogen. Auch in der letzten Sitzung vor dem Suizid schien der Patient stabil, er habe Suizidgedanken verneint und sich nach Einschätzung der Therapeutin erfreut über einen bevorstehenden Jobbeginn gezeigt. Zum nächsten vereinbarten Termin sei der Patient nicht erschienen und auch telefonisch nicht erreichbar gewesen. Die Ambulanzleitung habe sie einige Tage später über den Suizid des Patienten in Kenntnis gesetzt.

Emotionale Belastung

Frau S. berichtet, sich für mehrere Tage in einem Schockzustand befunden zu haben, sie habe den Suizid zunächst nicht realisieren können. Zudem habe sie darüber nachgedacht, ob sie das letzte Gespräch korrekt dokumentiert und ob sie rechtliche Konsequenzen zu befürchten habe. Sie habe viel geweint, zum einen aus Trauer um den Patienten, zum anderen aus Angst und Überforderung mit der Situation. Sie berichtete von Minderwertigkeitsgefühlen und der Frage, ob der therapeutische Beruf für sie der richtige sei. Frau S. sei immer wieder in Gedanken die letzte Therapiesitzung durchgegangen, auf der Suche nach Anzeichen für den Suizid. Zudem habe sie Scham empfunden, da ihr bislang keine Kolleg:innen bekannt gewesen seien, die ebenfalls einen Suizid in der Therapie erlebt hätten. Dementsprechend sei ihr die offene Kommunikation mit ihrem Umfeld schwergefallen. Sie berichtete, niemals mit dem Suizid gerechnet zu haben, da ihr im letzten Kontakt keine Warnzeichen aufgefallen seien.

Belastungsfaktoren

- Gefühl der Inkompetenz
- Niedriges Selbstwertgefühl
- Schamgefühle
- Überforderung
- Angst vor rechtlichen Konsequenzen und unzureichender Dokumentation

Auswirkungen auf die therapeutische Arbeit

Frau S. berichtet, an ihrer Kompetenz als Therapeutin gezweifelt zu haben, was sich jedoch durch Gespräche mit ihrer Supervisorin und ihrem sozialen Umfeld reduziert habe. Die größte Veränderung bemerke sie seitdem bei der Aufnahme neuer Patient:innen. Sie behandle aktuell keine Patient:innen mit derselben Diagnose wie der verstorbene Patient, auch lehne sie Patient:innen mit Suizidversuchen in der Vergangenheit ab. Sie habe zu große Sorge vor einem erneuten Suizid während der Behandlung. Frau S. bemerke zudem eine erhöhte Sensibilität im Umgang mit Suizidgedanken bei ihren Patient:innen. Die Äußerung von Suizidgedanken löse bei ihr Angst und Druck aus. Außerdem nehme sie regelmäßiger als zuvor detaillierte Risikoabschätzungen vor. Darüber hinaus achte sie verstärkt auf eine sorgfältige und vollständige Dokumentation, um sich fachlich sowie rechtlich abzusichern.

Bewältigungsstrategien und Unterstützung

Frau S. schildert, aus Scham zunächst nur mit ihrem Partner und der zuständigen Supervisorin über den Suizid gesprochen zu haben. Gespräche mit ihrem Partner habe sie als hilfreich erlebt, jedoch habe ihr die fachliche Perspektive gefehlt. In den Gesprächen mit der Supervisorin habe es Frau S. als besonders hilfreich empfunden, dass diese von einem eigenen Verlust einer Patientin durch Suizid gesprochen habe. Die Supervisorin habe mit ihr den Patientenfall ausführlich analysiert, insbesondere die letzte Sitzung vor dem Suizid. Gemeinsam hätten sie herausgearbeitet, dass Frau S. kein Fehler unterlaufen sei. Dadurch habe sie erkannt, dass der Suizid nicht vorhersehbar gewesen sei. In der Folge habe sich Frau S. intensiv mit suizidalem Erleben und Verhalten auseinandergesetzt und eine Fortbildung zum Umgang mit Suizidalität in der psychotherapeutischen Versorgung besucht. Frau S. sei zudem unmittelbar in ihren Arbeitsalltag zurückgekehrt, was ihr Stabilität und Ablenkung gegeben habe.

Hilfreiche Bewältigungsstrategien

- Supervision
- Analyse des Patientenfalls
- Austausch mit anderen betroffenen Psychotherapeut:innen
- Intensive Auseinandersetzung mit suizidalem Erleben und Verhalten

Barrieren und Empfehlungen für die Nachsorge
Frau S. bemängelt die unzureichende Fokussierung auf den Umgang mit suizidalem Erleben und Verhalten im Rahmen der Weiterbildung zur Psychologischen Psychotherapeutin. Dabei sollte der Schwerpunkt nicht nur auf dem Umgang mit Suizidalität liegen, sondern auch auf möglichen Suiziden während der Behandlung und den damit verbundenen Konsequenzen. Frau S. wünsche sich zudem eine offene Kommunikation sowie den Austausch mit Kolleg:innen, die ebenfalls Patient:innen durch Suizid verloren haben, um Schamgefühlen entgegenzuwirken. Auch spezifische Supervisionsgruppen sowie standardisierte Nachbesprechungen von erfolgten Suiziden wären ein hilfreicher Aspekt in der Verarbeitung des Erlebten. Frau S. spricht zudem strukturelle Barrieren der Unterstützung an: Die zusätzliche Inanspruchnahme von Supervisionsstunden sei mit einer erhöhten finanziellen Belastung einhergegangen, welche durch die hohen Kosten der Weiterbildung schwer zu bewältigen gewesen seien. Auch die fehlende Unterstützung seitens des Weiterbildungsinstituts erlebte sie als problematisch.

Fazit

Aus den Erfahrungen von Frau S. lässt sich ableiten, dass Psychotherapeut:innen in Weiterbildung sowohl einen Bedarf an theoretischer Wissensvermittlung im Umgang mit Suizidalität haben als auch auf institutionelle Unterstützung durch Gesprächsangebote und organisierte Supervision angewiesen sind. Auch durch die in den meisten Fällen noch nicht vorhandene berufliche Vernetzung mit anderen Psychotherapeut:innen fehlt der Austausch im Kollegium. Betroffene fühlen sich mit der Erfahrung eines Suizidverlusts allein gelassen.

2.2 Suizid im stationären Setting

Herr M. war zum Zeitpunkt des Suizids als Psychologischer Psychotherapeut mit Fachkunde Verhaltenstherapie auf einer Station für affektive Störungen beschäftigt. Er arbeitete seit fünf Jahren in der stationären Versorgung. Die Patientin war sechs Wochen bei ihm in Behandlung gewesen, bevor sie durch Suizid verstarb.

Vorgeschichte und Symptomatik
Die 28-jährige Patientin habe sich selbstständig aufgrund einer Zwangssymptomatik und einer komorbiden mittelgradigen Depression in stationäre Behandlung begeben. In der Vergangenheit hätten bereits zwei stationäre Aufenthalte stattgefunden, die jedoch zu keiner Verbesserung geführt hätten. Die Patientin habe unter einem ausgeprägten Waschzwang gelitten, der sich bereits im Jugendalter manifestiert habe. Sie habe täglich mehrere Stunden mit Reinigungsritualen verbracht, darunter vor allem exzessives Händewaschen. Durch die Symptomatik sei die Patientin stark sozial isoliert gewesen, nicht mehr aus dem Haus gegangen und habe keiner Arbeit nachgehen können. Es habe lediglich Kontakt zu den Eltern bestanden. Die Patientin habe zudem unter Schlafstörungen,

Gefühlen der Wertlosigkeit, Scham, Antriebslosigkeit sowie Selbsthass gelitten und dem Gefühl, eine Last für andere zu sein. Sie berichtete von Suizidgedanken, Suizidversuche seien nicht bekannt. Es sei keine medikamentöse Einstellung erfolgt. Herr M. berichtet, dass die Patientin stark belastet und instabil gewirkt habe.

Suizidales Erleben und Verhalten

Aufgrund der bekannten Suizidgedanken der Patientin sei während des Aufenthalts regelmäßig eine ausführliche Risikoabschätzung vorgenommen worden. Es hätten keine drängenden Suizidgedanken, -pläne oder Vorbereitungshandlungen vorgelegen. Herr M. schilderte eine starke Hoffnungslosigkeit der Patientin sowie fehlende Zukunftsaussichten. Die Einbindung der Patientin in gruppentherapeutische Maßnahmen sei aufgrund der Zwangssymptomatik nicht möglich gewesen, sodass ausschließlich Einzelgespräche stattgefunden hätten. Nach der Einschätzung von Herrn M. hätte sich der psychische Zustand der Patientin während des Aufenthalts kaum verbessert. Nach dem sechswöchigen Aufenthalt sei die Entlassung der Patientin geplant gewesen. Herr M. berichtete, dass die Entlassung große Ängste bei der Patientin ausgelöst habe, es habe zudem keine ambulante Anschlussbehandlung gegeben. Die Patientin habe verzweifelt gewirkt und nicht gewusst, wie sie den Alltag zu Hause bewältigen solle. Sie habe mehrmals betont, eine Belastung für ihre Eltern und erschöpft von ihrer Erkrankung zu sein. Auch die Zwangssymptomatik habe sich intensiviert. Die Stationsleitung habe sich jedoch gegen eine Verlängerung des Aufenthalts entschieden, was für Herrn M. nicht nachvollziehbar gewesen sei. Die Patientin habe sich anschließend drei Tage vor der Entlassung bei einem Ausgang unbemerkt von der Gruppe entfernt. Nach erfolgloser Fahndung habe Herr M. die Nachricht des Suizids durch die Polizei erhalten.

Emotionale Belastung

Als Herr M. von dem Suizid erfuhr, sei er nicht fähig gewesen, weiterzuarbeiten. Er habe sich emotional taub gefühlt. Er berichtete, zunächst nicht das Bedürfnis gehabt zu haben, mit anderen Personen über den Suizid zu sprechen. Er sei wütend gewesen über die Entscheidung, die Patientin zu entlassen, und habe auch Wut auf sich selbst verspürt, dass er sich nicht durchgesetzt habe. Er habe das Gefühl gehabt, die Patientin im Stich gelassen und versagt zu haben. Seiner Meinung nach hätte der Suizid verhindert werden können. Aufgrund dessen sei es zu Konflikten mit der Stationsleitung gekommen, welcher er eine Mitschuld zugeschrieben habe. Herr M. berichtete von Schlafstörungen in der ersten Zeit nach dem Suizid sowie von Träumen, in denen die Patientin vorgekommen sei. Er sprach zudem von einem Gefühl der Machtlosigkeit: Er habe den Eindruck gehabt, alles richtig gemacht zu haben, und trotzdem habe sich die Patientin suizidiert. Zudem sei er enttäuscht über die Reaktion der Stationskolleg:innen gewesen, welche kein Bedürfnis gehabt hätten, über das Erlebte zu sprechen.

Belastungsfaktoren

- Sozialer Rückzug
- Wut über Entscheidungen der Stationsleitung
- Ärger über sich selbst und Kolleg:innen
- Gefühl, die Patientin im Stich gelassen zu haben
- Versagensgefühle
- Schlafstörungen und Albträume

Auswirkungen auf die therapeutische Arbeit

Herr M. schildert, in den Wochen nach dem Suizid bei Ausgangsregelungen und Risikoabschätzungen gegenüber neuen Patient:innen deutlich vorsichtiger gewesen zu sein. Nach einiger Zeit habe er diese Vorsicht jedoch wieder abgelegt und arbeite seither weitgehend wie vor dem Suizid der Patientin. Das Erlebte habe zu einer veränderten Haltung gegenüber einem möglichen Suizid von Patient:innen geführt. Der Suizid habe ihm die anfängliche Angst vor diesem Thema genommen. Zuvor habe er in der psychotherapeutischen Arbeit große Ängste und Unsicherheiten im Hinblick auf die Möglichkeit eines Suizids gespürt. Nach dem Erlebten habe er gemerkt, dass die Erfahrung zwar schmerzhaft gewesen sei, er die Situation jedoch bewältigen könne. Gleichzeitig habe er jedoch auch Zweifel an der eigenen Selbstwirksamkeit als Therapeut verspürt, vor allem im Hinblick darauf, dass Suizide auch bei professioneller Einschätzung und Schutzmaßnahmen passieren können. Herr M. berichtet, sich deswegen zeitweise hoffnungslos gefühlt zu haben.

Bewältigungsstrategien und Unterstützung

Herr M. habe sich zunächst zurückgezogen und nicht über den Suizid gesprochen. Seitens seiner Kolleg:innen habe es keine Unterstützung oder einen Gesprächsbedarf gegeben. Ihm sei zudem vermittelt worden, dass in der Klinik nicht über den Suizid gesprochen werden solle. Nach einigen Wochen habe er externe Supervisionsstunden in Anspruch genommen, welche er als sehr hilfreich erlebt habe. In der Supervision sei vor allem der Behandlungsverlauf analysiert und besprochen worden, zudem habe er dort einen offenen Raum für seine Emotionen gefunden. Aus seinem privaten Umfeld habe es ein hohes Ausmaß an Unterstützung gegeben, weniger durch fachlichen Austausch, sondern mehr durch Ablenkung und Aufrechterhaltung einer Routine. Er habe zudem das Grab der Patientin aufgesucht und sich bei ihr entschuldigt, was ihm geholfen habe, mit dem Erlebten abzuschließen.

Hilfreiche Bewältigungsstrategien

- Supervision
- Analyse des Patientenfalls
- Austausch im privaten Umfeld
- Aufrechterhalten einer Alltagsroutine
- Besuch des Friedhofs

Barrieren und Empfehlungen für die Nachsorge

Herr M. berichtete, dass es in der Klinik keine Nachbereitung des Suizids gegeben habe. Auch offene Gespräche über den Suizid seien nicht möglich gewesen, da dies von der Stationsleitung nicht erwünscht gewesen sei. Herr M. habe den Eindruck gewonnen, der Suizid sei bewusst geheim gehalten worden, um zu vermeiden, dass Personen außerhalb der Station davon erfuhren. Er bemängelte die fehlende Aufarbeitung und Nachbesprechung des Suizids. Aus seiner Sicht wären Gesprächsrunden mit betroffenen Kolleg:innen wertvoll, sowohl zur Reflexion des Erlebten als auch zur Verbesserung der therapeutischen Arbeit auf der Station. Diese Nachbesprechungen sollten standardisiert nach Suiziden oder anderen Vorfällen auf der Station stattfinden. Sinnvoll sei zudem eine regelmäßige Schulung von Stationspersonal zu suizidalem Erleben und Verhalten zur Verbesserung der Risikoabschätzung.

Fazit

Der vorliegende Fall verdeutlicht die Notwendigkeit einer klaren und strukturierten Aufarbeitung von Suiziden im stationären Behandlungskontext, etwa in Form von Suizidkonferenzen. Durch die Zusammenarbeit verschiedener Berufsgruppen ergeben sich hieraus je nach Zuständigkeit und Grad der Einbindung in den therapeutischen Prozess der verstorbenen Person unterschiedliche Bedürfnisse, die es in Nachbesprechungen zu beachten gilt. Eine fehlende Aufarbeitung kann zu Isolation, Schuldgefühlen und Unsicherheiten in der weiteren therapeutischen Arbeit führen. Eine offene Kommunikation ist daher entscheidend und kann dabei helfen, die Erfahrung einzuordnen, die therapeutische Versorgung zu reflektieren und dadurch die Qualität der stationären Versorgung zu verbessern.

2.3 Suizid im ambulanten Setting

Frau L., Psychologische Psychotherapeutin mit Fachkunde in tiefenpsychologisch fundierter Psychotherapie, arbeitet seit 15 Jahren in eigener Praxis. Vor zwei Jahren suizidierte sich eine Patientin, die für neun Monate in ihrer Behandlung war.

Vorgeschichte und Symptomatik

Die 45-jährige Patientin sei aufgrund einer Anorexia nervosa und einer rezidivierenden depressiven Störung in psychotherapeutischer Behandlung gewesen. Die Patientin habe bereits im frühen Erwachsenenalter eine ambulante Psychotherapie in Anspruch genommen. Auslöser für das Aufsuchen sei die Verschlechterung der Symptomatik nach der Trennung von ihrem langjährigen Partner gewesen. Sie habe ein ausgeprägtes restriktives Essverhalten mit stark reduzierter Nahrungsaufnahme und einer übermäßigen körperlichen Aktivität gezeigt. Die Krankheitseinsicht sei eingeschränkt gewesen. Die Patientin habe in der Therapie wiederholt passive Suizidgedanken geäußert und angegeben, einen möglichen Tod infolge einer Unterernährung in Kauf zu nehmen. Aktive

Suizidgedanken habe sie stets verneint. Neben dem Partner sei die Mutter der Patientin der einzige soziale Kontakt gewesen. In der Partnerschaft habe sie sich ausschließlich auf den Partner fokussiert, woraus eine starke Abhängigkeit resultiert sei. Die Patientin habe sich in einem festen Arbeitsverhältnis befunden und nach der Trennung allein gewohnt. Frau L. habe die Patientin als sehr verzweifelt erlebt, sie aber nicht als akut suizidal eingeschätzt. Im Verlauf der Behandlung habe sich der Zustand der Patientin geringfügig verbessert. Die therapeutische Beziehung beschrieb Frau L. als tragfähig und stabil.

2

Suizidales Erleben und Verhalten

Drängende Suizidgedanken oder konkrete Suizidpläne seien von der Patientin glaubhaft verneint worden. Zwei Wochen vor dem Suizid habe sich der Zustand der Patientin deutlich verschlechtert. Sie habe starke Unruhe, Schlafstörungen sowie Gefühle der Wertlosigkeit berichtet. Frau L. habe der Patientin einen stationären Aufenthalt empfohlen, welchen diese jedoch abgelehnt habe. Aus diesem Grund habe sie mit der Patientin eine Intensivierung der Therapie in Form von zwei Sitzungen pro Woche vereinbart. Die darauffolgenden zwei Termine habe die Patientin wahrgenommen, den dritten Termin habe sie aufgrund von Krankheit abgesagt. Frau L. habe zwei Tage später einen Anruf der Mutter erhalten, die sie über den Suizid der Patientin informiert habe.

Emotionale Belastung

Frau L. gab an, von der Nachricht des Suizids nicht überrascht gewesen zu sein, da sie sich bereits seit mehreren Wochen große Sorgen um die Patientin gemacht habe. Unmittelbar danach habe sie sich gleichwohl Selbstvorwürfe gemacht, weil sie die Patientin nicht in eine Klinik eingewiesen habe. Sie habe sich schuldig gefühlt und ihre Entscheidung, die Behandlung ambulant fortzuführen, bereut. Rückblickend sei ihr deutlich klarer gewesen, dass eine erhebliche Suizidgefährdung bestanden habe, und sie bedauere bis heute, damals keine andere Entscheidung getroffen zu haben. Vor dem Hintergrund ihrer langjährigen Berufserfahrung sei Frau L. zudem der Meinung gewesen, dass ihr ein solcher Fehler nicht hätte unterlaufen dürfen. Einige Wochen nach dem Suizid habe Frau L. auch Ärger gegenüber der Patientin verspürt. Sie habe ihr zahlreiche therapeutische Angebote gemacht, kurzfristige Krisengespräche angeboten und den Eindruck gehabt, dass all ihre Bemühungen vergeblich gewesen seien. Sie habe das Bedürfnis verspürt, mit der Mutter der Patientin zu sprechen, diese habe aber keinen Kontakt zu ihr gewollt.

Belastungsfaktoren

- Selbstvorwürfe
- Schuld- und Versagensgefühle
- Bereuen von Entscheidungen
- Ärger
- Wunsch nach Kontakt zu Angehörigen

Auswirkungen auf die therapeutische Arbeit
Ihre therapeutische Arbeit habe sich infolge des Suizids nicht verändert. In den ersten Wochen nach dem Suizid habe sie während psychotherapeutischer Sitzungen häufig an die Patientin gedacht und sich weniger auf das aktuelle Gespräch konzentrieren können. Sie habe jedoch keine erhöhte Vorsicht hinsichtlich Suizidalität feststellen können.

Bewältigungsstrategien und Unterstützung
Frau L. habe sich unmittelbar nach dem Suizid an ihre Praxiskollegin und ihre Intervisionsgruppe gewandt. In den Gesprächen habe sie Entlastung erfahren und offen über das Erlebte sprechen können. Vor allem hätten ihr die Erfahrungen einer Kollegin geholfen, die vor einigen Jahren auch einen Patienten durch Suizid verloren habe. Dadurch habe sie sich weniger allein gefühlt und ihre Versagensgefühle hätten sich reduziert. Im privaten Umfeld habe sie den Suizid nicht thematisiert, da es ihr schon immer wichtig gewesen sei, eine klare Trennung zwischen Beruf und Privatleben einzuhalten. Sie sei nach dem Suizid weiter ihrem Alltag nachgegangen, was sie abgelenkt und ihr Struktur gegeben habe.

Hilfreiche Bewältigungsstrategien

- Intervisionsgruppe
- Austausch mit anderen Betroffenen
- Alltagsroutine

Barrieren und Empfehlungen für die Nachsorge
Frau L. habe wenig Bedarf an Unterstützung gehabt, sodass ihr keine Barrieren bei der Nachsorge begegnet seien. Unmittelbar nach dem Suizid habe sie sich über ihre Rolle und mögliche rechtliche Konsequenzen nach einem Suizid in der psychotherapeutischen Versorgung informieren wollen und habe die Informationsmöglichkeiten als unzureichend empfunden. Rückblickend seien kompakte Informationsmaterialien oder Leitfäden für Behandler:innen sinnvoll, die leicht zugänglich sind und sowohl Informationen als auch konkrete Unterstützungsangebote für Betroffene bereitstellen.

Fazit

Der vorliegende Fall verdeutlicht, dass der Suizid von Patient:innen in der psychotherapeutischen Behandlung nicht zwangsläufig zu unmittelbaren Veränderungen in der therapeutischen Arbeit führen muss. Auch in diesem Fall wurde der Austausch mit Kolleg:innen als zentrales Element bei der Verarbeitung des Erlebten genannt. Es wird deutlich, dass die Einschätzung des Suizidrisikos selbst für erfahrene Behandler:innen eine erhebliche Herausforderung darstellen kann. Aus den vorliegenden Erfahrungen lässt sich ein Bedarf an gut zugänglichen Informationen für Behandler:innen hinsichtlich des rechtlichen Kontexts, dem weiteren Vorgehen sowie Unterstützungsmöglichkeiten ableiten.

2.4 Suizid eines Jugendlichen

Frau T. arbeitete zum Zeitpunkt des Suizids als Psychologische Psychotherapeutin mit Fachkunde Verhaltenstherapie auf einer psychiatrischen Station für Jugendliche. Der Patient habe sich für zwei Wochen in ihrer Behandlung befunden.

2

Vorgeschichte und Symptomatik

Der 17-jährige Patient habe sich aufgrund eines multiplen Substanzmissbrauchs und einer rezidivierenden depressiven Störung zum zweiten Mal in stationärer Behandlung befunden. Er sei von seinen Eltern in die Klinik gebracht worden, da die Situation zu Hause nicht mehr tragbar gewesen sei. Der Patient habe Aggressionen gegenüber seinen Eltern und seinem jüngeren Bruder gezeigt und verschiedene Substanzen konsumiert. Suizidgedanken habe er keine berichtet, Suizidversuche seien nicht bekannt. Die Integration in den stationären Aufenthalt habe sich als schwierig erwiesen. Der Patient sei größtenteils ablehnend gegenüber therapeutischen Angeboten aufgetreten und durch Aggressionen gegenüber dem Stationspersonal aufgefallen. Beim Ausgang auf dem Klinikgelände habe er sich Drogen beschafft, weswegen ihm Ausgänge ohne Begleitung untersagt worden seien. In Einzelgesprächen sei der Patient ablehnend aufgetreten und habe kein Problembewusstsein gezeigt. Frau T. berichtet, in den zwei Wochen des Aufenthalts sei sie damit beschäftigt gewesen, eine therapeutische Beziehung aufzubauen, sodass es nicht möglich war, an einem konkreten Problemverhalten zu arbeiten. Der Patient habe zudem Gleichgültigkeit bezüglich seiner eigenen Gesundheit berichtet sowie Wut auf seine Eltern, da er den Eindruck gehabt habe, für diese nur eine Last zu sein.

Suizidales Erleben und Verhalten

In den Tagen vor dem Suizid habe Frau T. den Patienten als ruhiger und nachdenklicher wahrgenommen. Er habe sich gegenüber dem Stationspersonal weniger aggressiv verhalten und in sich gekehrt gewirkt. Dies habe sie damals aber als positive Veränderung durch den Aufenthalt eingeschätzt. Der Patient habe während des stationären Aufenthalts wiederholt versucht, die Station zu verlassen, und habe sich letztlich mit der Hilfe eines Mitpatienten unbemerkt vom Klinikgelände entfernen können. Als das Personal den Weggang bemerkt habe, sei die Polizei informiert und eine Fahndung eingeleitet worden. Niemand sei von einem Suizid ausgegangen, vielmehr wurde vermutet, dass der Patient sich Drogen beschaffen wolle. Der Patient sei drei Tage später gefunden worden. Frau T. und ihre Kolleg:innen seien von der Oberärztin der Station über den Suizid informiert worden.

Emotionale Belastung

Frau T. berichtet, sich zunächst wenig Sorgen um den Patienten gemacht zu haben. Sie sei davon ausgegangen, dass er lebend gefunden werde und lediglich abgängig gewesen sei, um zu konsumieren. An einen Suizid habe sie nicht gedacht, da der Patient Suizidgedanken stets verneint habe und sie auch keine akuten Warnzeichen bei ihm erkannt habe. Die Nachricht über den Suizid des Patienten habe sie zunächst nicht begreifen können. Sie sei sich sicher gewesen, etwas übersehen zu haben, und sei wütend auf sich selbst gewesen, dass sie sich nicht intensiver mit dem Patienten beschäftigt habe. Sie sei der Meinung, der Suizid hätte verhindert werden können. Auch ihre Kolleg:innen seien fassungslos gewesen, da von ihnen niemand mit einem Suizid gerechnet habe. Eine große Herausforderung sei das Gespräch mit den Mitpatient:innen gewesen, die den Patienten gekannt haben. Sie habe nicht gewusst, wie sie auf Fragen zu dem Suizid reagieren solle. Die größte Angst habe sie jedoch vor einem Gespräch mit den Eltern des Patienten gehabt. Diese seien nach dem Suizid mit einem Gesprächswunsch an sie herangetreten. Sie habe Schuldvorwürfe erwartet und sich Sorgen gemacht, dass sie mit der Trauer der Eltern überfordert sein könnte. Das Gespräch sei jedoch respektvoll verlaufen. Die Eltern seien sehr verzweifelt gewesen und mit Fragen an sie herangetreten, was sie als Eltern falsch gemacht hätten. Das Gespräch habe sie damals entlastet und ihre Schuldgefühle reduziert. Rückblickend habe sie Ärger über sich selbst verspürt, aber auch über die Station und den Mitpatienten, der dem Patienten zum Weggang verholfen habe.

Belastungsfaktoren

- Wut auf sich selbst
- Realisieren von Fehleinschätzung
- Selbstzweifel
- Betreuung anderer Patient:innen
- Gespräch mit Angehörigen
- Ärger

Auswirkungen auf die therapeutische Arbeit

Ihre therapeutische Arbeit habe sich durch den Suizid nicht verändert. Frau T. gibt an, sie sei überzeugt, als Psychotherapeutin korrekt gehandelt zu haben. Sie habe die Suizidgefährdung realistisch eingeschätzt, das Geschehene sei keine Konsequenz eines therapeutischen Fehlverhaltens gewesen. Sie sei sich sicher, alles richtig gemacht zu haben, und trotzdem sei der Suizid passiert. Dies habe ihr vor Augen geführt, dass ihre Einflussmöglichkeiten als Therapeutin begrenzt seien und sie nicht jeden Suizid verhindern könne. Durch den Suizid seien jedoch Veränderungen im Stationsablauf vorgenommen worden. Im Rahmen einer Suizidkonferenz sei der Patientenfall besprochen worden, etwaige Versäumnisse analysiert und neue Handlungsempfehlungen zu einer verbesserten Versorgung von Patient:innen abgeleitet worden.

Bewältigungsstrategien und Unterstützung

Frau T. habe von ihren Stationskolleg:innen umfassende Unterstützung erhalten. Alle seien von dem Suizid äußerst betroffen gewesen und der Wunsch nach einem kollegialen Austausch sei groß gewesen. Die zuständige Oberärztin habe eine externe Supervisorin eingeladen, der Austausch unter fachlicher Leitung sei eine große Entlastung gewesen. Stationsübergreifend habe zudem standardmäßig eine Suizidkonferenz stattgefunden, in der Frau T. den Patienten vorgestellt und gemeinsam mit Kolleg:innen besprochen habe. Zunächst habe sie Angst vor dieser Konferenz gehabt, da sie Vorwürfe befürchtet habe, letztlich habe sie den Austausch jedoch als wertvoll erlebt. Die Oberärztin habe sie zudem bei den Gesprächen mit den Eltern unterstützt und sich auch mehrere Wochen nach dem Suizid regelmäßig nach dem Befinden von Frau T. erkundigt.

Hilfreiche Bewältigungsstrategien

- Supervision
- Analyse des Patientenfalls
- Austausch mit anderen betroffenen Psychotherapeut:innen
- Intensive Auseinandersetzung mit suizidalem Erleben und Verhalten

Barrieren und Empfehlungen für die Nachsorge

Durch die umfassende Unterstützung habe sich Frau T. gut aufgefangen gefühlt. Rückblickend berichtete sie den Wunsch, in ihrer Weiterbildung besser auf potenzielle Suizide während der psychotherapeutischen Behandlung vorbereitet worden zu sein. Ein Suizid in der ambulanten Versorgung ohne Nachsorge seitens des Arbeitgebers hätte sie vor größere Herausforderungen gestellt. Sie sehe es als notwendig an, Psychotherapeut:innen bereits früh auf die Möglichkeit eines Suizids durch Patient:innen vorzubereiten sowie Informationen zum Umgang bereitzustellen. Vor allem Fragen nach dem Umgang mit Angehörigen, Informationsweitergabe unter Berücksichtigung der Schweigepflicht sowie eigene Bewältigung und rechtliche Aspekte seien wichtige Fragen, die nach einem Patientensuizid aufkommen würden.

Fazit

Aus den Erfahrungen lässt sich ableiten, dass eine umfassende Nachsorge in Form von Supervision, Intervision sowie Suizidkonferenzen einen wesentlichen Beitrag zur Verarbeitung eines Patient:innensuizids leisten kann. Im Rahmen dieser Maßnahmen lassen sich zudem Verbesserungen für die stationäre Versorgung ableiten (unter Einbezug verschiedener betroffener Berufsgruppen). Deutlich wird bei diesem Fall auch die Herausforderung von Angehörigengesprächen und die damit verbundene Sorge vor Schuldzuweisungen und Hilflosigkeit im Umgang mit betroffenen Angehörigen.

2.5 Suizid einer Patientin mit emotional-instabiler Persönlichkeitsstörung

Herr F. arbeitete zum Zeitpunkt des Patientensuizids als Psychologischer Psychotherapeut mit Fachkunde in tiefenpsychologisch fundierter Psychotherapie in einer psychiatrischen Institutsambulanz für Erwachsene. Die Patientin befand sich seit einem Jahr in seiner Behandlung, unterbrochen durch einen 6-wöchigen stationären Aufenthalt.

Vorgeschichte und Symptomatik

Die 26-jährige Patientin habe sich wegen einer emotional-instabilen Persönlichkeitsstörung in psychotherapeutischer Behandlung befunden. In der Vergangenheit hätten bereits drei stationäre Aufenthalte sowie zwei ambulante psychotherapeutische Behandlungen stattgefunden. Die Patientin habe vor allem Impulsdurchbrüche, ein stark schwankendes Selbstbild sowie selbstverletzendes Verhalten gezeigt. Sie habe zudem unter starken Stimmungsschwankungen gelitten. Die Patientin sei in einer Partnerschaft gewesen, die jedoch geprägt von Trennungen gewesen sei. Es habe keinen Kontakt zu ihrer Herkunftsfamilie gegeben, gearbeitet habe sie unregelmäßig. Die therapeutische Beziehung beschrieb Herr F. nach anfänglichen Schwierigkeiten durch starke Abwertung der Patientin im späteren Verlauf als tragfähig. Die Patientin habe in der Vergangenheit zwei Suizidversuche unternommen. Rückblickend habe sie jedoch angegeben, sie habe nicht sterben wollen. Während der Behandlung habe die Patientin wiederholt Suizidgedanken sowie konkrete Vorstellungen über deren Durchführung geäußert. Gleichzeitig habe sie diese jedoch bagatellisiert und als Scherz abgetan.

Suizidales Erleben und Verhalten

Die ambivalenten Äußerungen und die konkreten Suizidpläne hätten bei Herrn F. zunächst zu Verunsicherung geführt. Er habe den Eindruck gehabt, die Patientin regelmäßig stationär einweisen zu müssen. Im Verlauf habe er jedoch gemeinsam mit der Patientin einen guten therapeutischen Umgang mit den Suizidgedanken in Form von Vereinbarungen und festen Absprachen gefunden. In den Wochen vor dem Suizid habe das selbstverletzende Verhalten der Patientin zugenommen, allerdings nicht in suizidaler Absicht. Herr F. habe dies auf eine erneute Trennung von dem Partner zurückgeführt. Suizidgedanken habe die Patientin verneint. Ansonsten habe er keine Veränderungen bei der Patientin bemerkt, die auf ein erhöhtes Suizidrisiko hingedeutet hätten. Zwei Tage nach der letzten Behandlungsstunde habe ihn der leitende Psychotherapeut über den Suizid informiert.

Emotionale Belastung

Herr F. berichtet, den Suizid zunächst nicht begreifen zu können. Er habe keine weiteren Informationen zu dem Suizid erhalten und wisse daher bis heute nicht, was genau passiert sei. Er stelle sich deswegen oft die letzten Stunden vor dem Suizid vor und frage sich, ob die Patientin wirklich habe sterben wollen. Auch sei er wütend auf sich selbst gewesen, dass er die Patientin ambulant weiterbehandelt habe, anstatt sie stationär einweisen zu lassen. Er sei immer wieder die letzte Begegnung durchgegangen und habe versucht, Warnzeichen zu erkennen. Der Suizid sei für ihn sehr überraschend gewesen, auch wenn es im Therapieverlauf immer wieder Anzeichen gegeben habe. Er habe zudem seine therapeutische Kompetenz infrage gestellt, da er der Überzeugung gewesen sei, etwas übersehen zu haben. Ein zusätzlicher Belastungsfaktor sei die Reaktion von Kolleg:innen gewesen. Diese hätten sich wenig empathisch gezeigt und kommuniziert, dass er bei einer Patientin mit emotional-instabiler Persönlichkeitsstörung mit dem Suizid hätte rechnen müssen. Auch von seinem Vorgesetzten habe er keine Unterstützung erfahren. Diesem sei es vor allem ein Anliegen gewesen, dass Herr F. einen Abschlussbericht verfasse, der jegliche Fehler der Institutsambulanz ausschließe.

Belastungsfaktoren

- Suche nach übersehenen Anzeichen
- Überzeugung eigener Fehlleistungen
- Zweifel an therapeutischer Kompetenz
- Negative Reaktion von Kolleg:innen
- Fehlende Unterstützung des Vorgesetzten

Auswirkungen auf die therapeutische Arbeit

Seit dem Suizid nehme Herr F. keine Patient:innen mit emotional-instabiler Persönlichkeitsstörung auf. Er glaube, diese aktuell nicht adäquat behandeln zu können und aufgrund des erlebten Suizids nicht die nötige Neutralität bewahren zu können. Bei laufenden Behandlungen bemerke er eine größere Vorsicht hinsichtlich suizidalen Erlebens und Verhaltens. Er exploriere diese detaillierter und regelmäßiger. Berichten Patient:innen von Suizidgedanken, sei er angespannt und fühle sich unter Druck gesetzt.

Bewältigungsstrategien und Unterstützung

Herr F. habe viel Unterstützung aus seinem familiären und sozialen Umfeld erfahren. Dieses sei ihm mit Unterstützung und Verständnis begegnet und habe ihn abgelenkt. Vor allem mit seiner Partnerin spreche er noch immer intensiv über das Erlebte. Seit dem Suizid nehme er zudem Supervision in Anspruch, die ihm sehr dabei geholfen habe, seine Selbstzweifel und Schuldgefühle zu reduzieren. Besonders hilfreich sei hierbei die Analyse der Behandlung gewesen. Durch einen Vorschlag der Therapeutin habe er zwei Briefe an die Patientin verfasst, in denen er seine Gedanken aufgeschrieben und sich bei der Patientin entschuldigt habe. Er habe sich zudem selbstständig zum Thema Suizidalität weitergebildet und fühle sich dadurch sicherer im Umgang damit.

Hilfreiche Bewältigungsstrategien

- Unterstützung durch familiäres und soziales Umfeld
- Supervision
- Analyse des Patientenfalls
- Briefe an Patientin
- Weiterbildung zu Suizidalität

Barrieren und Empfehlungen für die Nachsorge

Von seinen Kolleg:innen und seinem Vorgesetzten habe Herr F. keine Unterstützung erfahren. Er habe das Gefühl vermittelt bekommen, dass ein Suizid bei Patient:innen mit dieser Diagnose zu erwarten sei. Seiner Belastung sei sein berufliches Umfeld mit wenig

Verständnis begegnet. Es habe auch keine Nachbesprechung des Suizids gegeben, stattdessen sei er angehalten worden, nicht darüber zu sprechen. Herr F. betonte die Notwendigkeit einer institutionellen Unterstützung im Falle eines Suizids in der psychotherapeutischen Versorgung in Form von Teambesprechungen oder Hinzuziehen externer Supervision. Trotz langjähriger Berufserfahrung habe er Informationsdefizite im Umgang mit suizidalem Erleben und Verhalten festgestellt und betonte daher die Relevanz regelmäßiger Fortbildungen.

Fazit

Der vorliegende Fall zeigt die Schwierigkeit des Umgangs mit persistierenden und schwankenden Suizidgedanken in der therapeutischen Arbeit und die daraus resultierende Abwägung des Behandlungssettings. Auch eine lange und tragfähige Beziehung bietet keinen verlässlichen Schutz vor suizidalen Handlungen. Die vorliegende Diagnose und damit verbundene Stereotypen scheinen die kollegiale Unterstützung zu reduzieren. Vor diesem Hintergrund gewinnen die Unterstützung aus dem privaten Umfeld und selbstorganisierte Unterstützungsangebote in Form von Supervision an besonderer Bedeutung.

2.6 Suizid nach vorangegangenen Suizidversuchen

Frau B., Psychologische Psychotherapeutin in Ausbildung, arbeitete zum Zeitpunkt des Suizidverlusts in einer Tagesklinik für Erwachsene. Der Patient befand sich seit vier Wochen in ihrer Behandlung.

Vorgeschichte und Symptomatik

Der 66-jährige Patient sei aufgrund einer rezidivierenden Depression in der Tagesklinik aufgenommen worden. Ein Jahr zuvor habe er sich nach einem Suizidversuch bereits in stationärer Behandlung befunden. Seit dem Aufenthalt sei er auf ein Antidepressivum eingestellt, wodurch er nach eigener Aussage kaum Veränderungen bemerkt habe. Eine psychotherapeutische Anschlussbehandlung habe es nicht gegeben. Der Patient habe von Schlafstörungen, Freude- und Interessenlosigkeit, verminderter Konzentration sowie einem Gefühl von Wertlosigkeit berichtet. Begonnen hätten die Symptome nach Renteneintritt, er habe sich nutzlos gefühlt, zudem habe er chronische Rückenschmerzen, die ihm den Alltag erschwerten. Frau B. habe die Behandlung als sehr herausfordernd erlebt. Der Patient habe zwar an allen therapeutischen Angeboten teilgenommen, jedoch wenig Veränderungsmotivation gezeigt. Er habe immer wieder betont, dass sein Zustand sich nicht verbessern würde und der Aufenthalt deswegen sinnlos sei. Frau B. habe den Patienten als hoffnungslos und distanziert erlebt. Mit seinen Mitpatient:innen sei er kaum in Kontakt gekommen. Auch außerhalb der Tagesklinik habe er kein Interesse an sozialen Kontakten gezeigt. Die Ehefrau des Patienten und seine zwei Kinder seien sehr besorgt gewesen und es hätten mehrere Angehörigengespräche stattgefunden. Der Patient habe wiederholt geäußert, müde vom Leben zu sein, seiner Ehefrau aber einen Suizid nicht antun zu können.

Suizidales Erleben und Verhalten

Drei Wochen nach Beginn der tagesklinischen Behandlung habe Frau B. erstmals eine Verbesserung beim Patienten feststellen können. Er habe sich in Einzel- und Gruppengesprächen intensiver eingebracht und sei affektiv schwingungsfähiger gewesen. Frau B. berichtet, sich sehr über die Veränderungen des Patienten gefreut zu haben. Eines Morgens habe eine Kollegin der Akutstation in der Tagesklinik angerufen und berichtet, der Patient sei nach einem Suizidversuch am vorigen Abend stationär aufgenommen worden. Seine Frau habe ihn rechtzeitig gefunden und den Rettungswagen alarmiert. Frau B. habe daraufhin die Akutstation aufgesucht, ein Gespräch habe der Patient jedoch verweigert. Er habe gegenüber den dortigen Kolleg:innen geäußert, dass er nicht habe gerettet werden wollen. Dem Patienten sei zunächst eine 1:1-Betreuung zugewiesen worden, nach einigen Tagen sei diese abgezogen worden und der Patient habe sich regelmäßig selbstständig beim Personal melden müssen. Frau B. habe sich täglich nach seinem Befinden erkundigt. Von einer akuten Suizidgefahr auf Station sei nicht ausgegangen worden, der Patient habe angegeben, seinen Suizidversuch zu bereuen, und habe sich von Suizidgedanken distanziert. Eine Woche nach der stationären Aufnahme habe Frau B. in der stationsübergreifenden Mittagsbesprechung erfahren, dass sich der Patient im Badezimmer der Station suizidiert habe.

Emotionale Belastung

Frau B. berichtet, zunächst mit Unglauben und Schock auf die Nachricht des Suizids reagiert zu haben. Sie habe nicht glauben können, dass der Patient verstorben sei und wie dies trotz des bekannten Risikos auf der Station habe passieren können. Sie sei unmittelbar aus der Mittagsbesprechung aufgestanden, habe sich krankgemeldet und sei nach Hause gefahren. Sie wollte mit niemandem reden. Sie habe starken Ärger verspürt, dass der Patient auf der Station habe geschützt werden sollen und es stattdessen dort zum Suizid gekommen sei. Sie habe sich Vorwürfe gemacht, ob sie sich intensiver in die stationäre Behandlung hätte einbringen sollen, obwohl sie für die dortigen Patient:innen nicht zuständig gewesen sei. Sie habe große Schuldgefühle entwickelt und das Gefühl gehabt, versagt zu haben. Große Selbstzweifel an ihrem Beruf seien präsent gewesen und sie habe sich gefragt, in welchem Ausmaß sie überhaupt helfen könne. Sie habe ihre gesamte Behandlung mit dem Patienten infrage gestellt und sei überzeugt gewesen, den falschen Fokus in der Therapie gewählt und das Suizidrisiko nicht ausreichend adressiert zu haben. Es habe zudem ein Gespräch mit den Angehörigen stattgefunden, gemeinsam mit den Kolleg:innen der Akutstation. Die Ehefrau und Kinder des Verstorbenen hätten im Gespräch schwere Vorwürfe erhoben.

Belastungsfaktoren

- Selbstvorwürfe
- Ärger
- Infragestellen der eigenen Behandlung
- Zweifel an therapeutischer Kompetenz
- Vorwürfe von Angehörigen
- Überforderungserleben

Auswirkungen auf die therapeutische Arbeit

Frau B. berichtet, dass sie sich in den Wochen nach dem Suizid kaum auf die Arbeit habe konzentrieren können. Sie sei mit ihren Gedanken ständig bei dem verstorbenen Patienten gewesen. Sie habe ihre Feierabende damit verbracht, jede Therapie akribisch zu planen, aus Angst, einen falschen Fokus zu setzen oder etwas zu übersehen. Sobald ein:e Patient:in Suizidgedanken berichtete, unabhängig der Intensität, habe sie den Impuls verspürt, eine stationäre Einweisung vorzunehmen. Abends sei sie kaum zur Ruhe gekommen, da sie an ihre Patient:innen gedacht habe. Wenn ein:e Patient:in morgens nicht oder zu spät in der Tagesklinik auftauchte, habe sie jedes Mal Angst bekommen, dass wieder ein Suizidversuch passiert sein könnte. Obwohl sie schon immer sehr gewissenhaft dokumentiert habe, habe sie nach dem Suizid auf eine noch ausführlichere Dokumentation zur eigenen Absicherung geachtet.

Bewältigungsstrategien

Frau B. berichtet von einer umfassenden Unterstützung durch die leitende Psychotherapeutin ihrer Station sowie dem dortigen Pflegepersonal. Der Suizid sei auch gemeinsam mit den Kolleg:innen der Akutstation unter Leitung einer Supervisorin besprochen worden, was Frau B. als sehr wertvoll erlebt habe. Sie habe in diesem Rahmen auch ihren Ärger über die gelockerten Sicherheitsmaßnahmen ansprechen können, was zu einer großen Entlastung geführt habe. Sie habe auch nochmals allein mit einer Supervisorin gesprochen, um das eigene therapeutische Vorgehen rückblickend zu analysieren. Sie habe dadurch bemerkt, dass sie Warnzeichen übersehen und somit das Suizidrisiko nicht korrekt eingeschätzt habe. Sie habe einige Zeit gebraucht, um mit diesem Fehler zurechtzukommen. Auch das Gespräch mit den Angehörigen habe sie in der Supervision nachbesprechen können. Sie habe großes Verständnis für die Verzweiflung und den Ärger der Angehörigen gehabt, die dadurch verstärkten Schuldgefühle habe sie jedoch lange mit sich herumgetragen. Sie habe zudem das Bedürfnis gehabt, sich vermehrt mit dem Thema Suizidalität auseinanderzusetzen und habe in diesem Rahmen ein zusätzliches Seminar in ihrem Ausbildungsinstitut besucht. Mit dem heutigen Wissen würde sie die Situation anders einschätzen.

Hilfreiche Bewältigungsstrategien

- Supervision in der Gruppe und einzeln
- Gespräche mit Kolleg:innen
- Eingestehen von Behandlungsfehlern
- Einholen von Informationen

Barrieren und Empfehlungen für die Nachsorge

Frau B. habe insbesondere in ihrem privaten Umfeld Schwierigkeiten im Umgang mit dem Suizid des Patienten erlebt. Fachfremde Personen seien von dem Thema überfordert gewesen und sie habe keinen Raum gehabt, über das Erlebte zu sprechen. Auch die zusätzliche Inanspruchnahme von Supervision und die damit verbundenen zusätzlichen Kosten während der Ausbildung seien für sie schwer zu tragen gewesen. Sie habe sich dementsprechend Unterstützung ihres Ausbildungsinstituts erhofft. Bei diesem habe sie ihren Fall geschildert, jedoch seien ihr keine Unterstützung oder Gespräche angeboten worden. Frau B. empfehle daher die Implementierung spezifischer Unterstützungsangebote durch das Ausbildungsinstitut im Falle eines Patientensuizids. Diese könnten in Form von Gesprächen mit erfahrenen Kolleg:innen, Supervision, dem Austausch mit anderen Betroffenen sowie der Bereitstellung von Informationsmaterial erfolgen. Darüber hinaus sollten Patientensuizide als Thema verbindlich in das theoretische Curriculum aufgenommen werden.

Fazit

Der vorliegende Fall verdeutlicht, dass der Aufenthalt auf einer geschützten Station nicht immer ausreichend ist, um Suizide zu verhindern. Zugleich zeigt der Fall die Notwendigkeit gemeinsamer Nachbesprechungen mit beteiligten Kolleg:innen, um mögliche Fehlentscheidungen zu reflektieren und gegebenenfalls Anpassungen in der zukünftigen stationären Arbeit vorzunehmen. Deutlich wird auch die Notwendigkeit von Supervision zur Entlastung von betroffenen Psychotherapeut:innen, aber zugleich die fehlende institutionelle Unterstützung in der Ausbildung. In der theoretischen Ausbildung sollte dabei auch der Fokus auf erfolgte Suizide liegen, sodass Psychotherapeut:innen frühzeitig für einen solchen Fall vorbereitet werden.

2.7 Fazit

Die Fallbeispiele verdeutlichen, dass ein Patientensuizid in jedem Behandlungssetting und unabhängig von der Erfahrung oder Berufsdauer von Behandelnden passieren kann. Es wird zudem deutlich, dass eine korrekte Risikoeinschätzung und regelmäßige Abklärung der Suizidalität zwar durchaus relevant sind, jedoch keine Garantie zur Verhinderung eines Suizids bieten. Auch bei fortgeschrittener Therapie und mitunter einer

Verbesserung der Symptomatik kann suizidales Erleben und Verhalten für den / die Behandler:in nicht absehbar auftreten. Die Fallbeispiele zeigen auch, dass betroffene Psychotherapeut:innen vor allem Super- und Intervision und den generellen Austausch mit anderen betroffenen Kolleg:innen als hilfreich empfinden, jedoch auch fehlendem Verständnis und unzureichender Nachsorge seitens des Arbeitsplatzes begegnen. Deutlich wird die Notwendigkeit, Informationen zum Umgang mit Patientensuiziden, auch bereits in der Ausbildung, bereitzustellen, um Behandler:innen darauf vorzubereiten. Zusammenfassend kann gesagt werden, dass Patientensuizide jedem / jeder Behandler:in passieren können, auch wenn rückblickend alle erforderlichen Maßnahmen ergriffen wurden, um Patient:innen bestmöglich zu begleiten.

II Praktische Hinweise zum Umgang mit erlebten Suiziden

Einführung in die verschiedenen Anforderungen

Der Suizid eines Patienten oder einer Patientin stellt ein massives Belastungsereignis dar. Gleiches gilt im Übrigen auch für schwere und überraschende Suizid*versuche*. Wenn Sie sich nach einem Suizid oder einem Suizidversuch massiv belastet fühlen, mit Scham- und Schuldgefühlen, Trauer, Ärger, Selbstzweifeln reagieren und mit Sinnfragen und Rechtfertigungsdruck zu kämpfen haben, dann reagieren Sie so wie die meisten Therapeut:innen in einer solchen Situation. Die initiale Reaktion weist dabei nicht selten erhebliche Überschneidungen mit der Reaktion von Angehörigen der Suizidantin oder des Suizidanten auf (Brockmann et al., 2005). Gleichzeitig gibt es keinen Grund, daran zu zweifeln, dass Sie die Situation bewältigen können. In Anbetracht der allermeisten Herausforderungen stellt Resilienz den Normalfall dar (Galatzer-Levy et al., 2018), was jedoch nicht heißt, dass eine Adaptation nicht lang dauern und anstrengend sein kann.

Gleichzeitig gibt es nicht *die eine* Art, Herausforderungen zu meistern. Auf dem Weg zur Bewältigung können die unterschiedlichsten Strategien – inkl. vermeintlich ungünstiger Strategien wie Ablenkung, Rückzug und Vermeidung – hilfreich sein (Bonanno, 2021). Schauen Sie, was sich in einer Situation für Sie stimmig und richtig anfühlt. Prüfen Sie von Zeit zu Zeit, ob Sie den Eindruck haben, das Erlebte zunehmend besser einordnen zu können und emotional weniger stark zu reagieren. Für manche mag es dafür hilfreich sein, sich zunächst krankschreiben zu lassen, sich zurückzuziehen und in Isolation ein Narrativ zur Erfassung des Erlebten zu entwickeln. Für andere ist es besser, sich mit Menschen zu umgeben, das Geschehene im Gespräch zu reflektieren und darauf zu achten, nicht allein zu sein. So oder so gilt, dass Bewältigungsstrategien dann angepasst werden müssen, wenn sie perspektivisch nicht zu einer emotionalen Erleichterung beitragen.

In dem folgenden Kapitel werden zunächst Anregungen gegeben, wie mit Schuld- und Schamgefühlen, Selbstkritik, Trauer, Sinnfragen und verstörtem therapeutischem Selbstwirksamkeitserleben umgegangen werden kann. Schauen Sie, inwieweit die vorgeschlagenen Interventionen für Sie hilfreich und sinnvoll sind. Klar ist auch, dass die Differenzierung in verschiedene emotionale Herausforderungen nicht wirklich trennscharf ist: Die meisten von uns erleben sowohl Scham- als auch Schuldgefühle, und Schuldkognitionen sind natürlich auch eine spezifische Form von Selbstkritik. Diverse der beschriebenen Interventionen lassen sich somit sowohl für die Auseinandersetzung mit dem einen als auch einem anderen Thema verwenden.

Eine Besonderheit in der Auseinandersetzung mit Patientensuiziden liegt schließlich darin, dass diese nicht nur Anforderungen an unsere innere Verarbeitung stellen, sondern die Situation gleichzeitig mit diversen externen Anforderungen einhergeht:

- Wir stehen in Auseinandersetzung mit den Angehörigen der verstorbenen Person,
- müssen uns möglicherweise um Mitpatient:innen des Suizidanten oder der Suizidantin kümmern,

- wir müssen mit der Polizei und der Staatsanwaltschaft zusammenarbeiten sowie
- institutionellen Verpflichtungen im Umgang mit Suiziden nachkommen.

Im vierten Kapitel werden wir Hinweise für den Umgang mit diesen externen Anforderungen geben. Ergänzend wird im fünften Teil des Kapitels auf organisatorische Anforderungen im Umgang mit Suiziden eingegangen. Dieses zuletzt genannte Kapitel enthält Anregungen für den Fall, dass Sie in einem stationären Setting arbeiten und nach einem Patient:innensuizid möglicherweise Rahmenbedingungen und Strukturen schaffen möchten, die den Umgang mit zukünftigen Patient:innensuiziden erleichtern könnten.

Fragt man Therapeut:innen, was ihnen in der Auseinandersetzung mit einem Patientensuizid am meisten geholfen hat, dann steht die Unterstützung durch private Kontakte, Kolleg:innen und Supervisor:innen an erster Stelle (Leaune et al., 2019). Das muss nicht für jeden oder jede zu jedem Zeitpunkt des Bewältigungsprozesses gelten. Prüfen Sie aber trotzdem, von wem Sie sich am meisten Unterstützung bei der Auseinandersetzung mit dem Patientensuizid versprechen:

- Wer kann Sie am besten trösten und / oder ablenken?
- Wer hat die höchste Glaubwürdigkeit, um Sie von Schuld- und Schamgefühlen zu entlasten?
- Wer kann Sie am besten in einer juristischen Prüfung des Sachverhalts beraten und unterstützen?
- Wer sollte Sie bestenfalls begleiten, wenn Sie erneut mit suizidalen Patient:innen arbeiten?
- Wer kann mit Ihnen unvoreingenommen prüfen, ob der Therapeutenjob weiterhin der beste für Sie ist?

Stellen Sie Ihr »Team an Unterstützer:innen« zusammen und reflektieren Sie gegebenenfalls auch die in den folgenden Kapiteln beschriebenen Interventionen und Strategien im Gespräch mit diesen.

3 Emotionale Anforderungen

Suizide lösen insbesondere dadurch, dass sie plötzlich, gewaltsam und potenziell vermeidbar sind, erhebliche emotionale Reaktionen aus. Unser Vertrauen, dass wir Situationen richtig einschätzen können, wird durch einen Suizid massiv erschüttert. Da wir als Therapeut:innen in besonderer Weise unsere gesamte Person in die Arbeit einbringen, wird nicht selten auch unser gesamtes Selbstverständnis infrage gestellt. In der Konsequenz muss nicht nur der Verlust einer Person verkraftet werden, sondern zudem der Verlust des eigenen Selbstvertrauens und Glaubens an sich selbst (Paul, 2012). Die meisten betroffenen Kolleg:innen erleben

- Schuldgefühle (»Ich hätte den Patienten so nicht gehen lassen dürfen«),
- Schamgefühle (»Was sollen die Angehörigen / meine Kolleginnen / die anderen Patient:innen von mir denken?«),
- Selbstzweifel (»Ich bin nicht gut genug«) und
- Traurigkeit (»Was für ein verschenktes Leben«).
- Es stellen sich zudem Sinnfragen (»Habe ich den richtigen Beruf gewählt?«) und
- Fragen nach der therapeutischen Selbstwirksamkeit (»Kann ich Patient:innen wirklich helfen?«).

Im Folgenden soll es genau um diese Themen gehen. Zu allen im Folgenden vorgestellten Anforderungen und Übungen finden Sie im Anhang (und im E-Book inside zum Ausdrucken) auch Arbeitsblätter, die Sie sich zur separaten schriftlichen Bearbeitung vornehmen können.

3.1 Schuldgefühle

Schuldgefühle sind häufig die erste und stärkste Reaktion, die Therapeut:innen erleben, wenn sie vom Suizid eines Patienten oder einer Patientin erfahren: »Ich hätte was machen müssen. Ich hätte aufmerksamer und unterstützender sein müssen. Ich hätte etwas merken müssen. Ich hätte es verhindern müssen.« Dabei ist es vielfach gleichgültig, was genau man getan hat, vielmehr kann jedes Verhalten bei der Suche nach Gründen zum Fehlverhalten werden. »Wer vertrauensvoll war, wird das im Nachhinein als unverantwortlich und nachlässig empfinden. Wer Kontrolle ausgeübt hat, wird dies nachträglich als unerträgliche Einengung und Bevormundung interpretieren« (Paul, 2012, S. 115).

Wichtig

Behalten Sie immer im Blick:
- Suizide sind nicht vorhersehbar. (Durch nichts und durch niemanden!)
- In der Rückschau stellen sich Entwicklungen vielfach als zwangsläufiger dar, als sie es tatsächlich gewesen sind.

Seien Sie daher fair mit sich selbst und gehen Sie nicht automatisch davon aus, dass Sie etwas falsch gemacht haben müssen, wenn eine Patientin oder ein Patient von Ihnen sich das Leben genommen oder einen schweren Suizidversuch unternommen hat. Das ist mitnichten der Fall! Jeder Mensch ist zu jedem Zeitpunkt seines Lebens einer Vielzahl von Einflüssen ausgesetzt, die sein Verhalten beeinflussen:
- Einflüsse aus der Vergangenheit
- Einstellungen und Überzeugungen
- Persönlichkeitszüge
- aktuelle Einflüsse, die mit der aktuellen Lebenssituation, der Arbeit, Sozialpartner:innen usw. zusammenhängen

Als Therapeut:in haben wir natürlich auch Einfluss auf unsere Patient:innen. Letztlich sind wir aber nur ein Einflussfaktor unter vielen und unsere Wirkung ist damit begrenzt. Hinzu kommt, dass suizidale Menschen in emotional-kognitive Zustände geraten können, die nahezu gänzlich gegen Einflüsse von außen versiegeln. Die Realität eines Suizides ist damit komplex (und nicht selten auch von Zufällen geprägt), sodass es vermessen wäre, anzunehmen, dass die Verantwortung für einen Suizid bei einer einzigen Person – in diesem Fall bei Ihnen – liegt. Natürlich tragen wir Verantwortung für unsere Patient:innen. Natürlich müssen wir uns nach einem Suizid mit der Frage beschäftigen, ob wir etwas hätten anders machen müssen. Wir sollten uns jedoch gegen eine selbst vorgenommene Vorverurteilung verwahren. Grundsätzlich tragen wir die Verantwortung dafür, was wir als Therapeut:in getan haben, wir tragen keine Verantwortung dafür, was der oder die Suizidant:in getan hat.

Tipp

Im ersten Schock sind die allermeisten von uns nicht dazu in der Lage, eine distanzierte und nuancierte Betrachtung der Geschehnisse vorzunehmen. Leicht kommt es dazu, dass wir entweder sehr selbstkritisch oder sehr defensiv reagieren. Lassen Sie sich daher Zeit mit einer ausführlichen Analyse der Ereignisse (Ellis & Patel, 2012). Lassen Sie sich stattdessen trösten, lenken Sie sich ab und tun Sie Dinge, die Ihnen dabei helfen, Grübelzeiten zu reduzieren und sich emotional zu stabilisieren. Es kann sein, dass Sie hierdurch für mehrere Wochen beansprucht sind.

Analyse der Geschehnisse

Früher oder später sollte dann jedoch eine ausführliche Analyse der Geschehnisse erfolgen. Bei der genauen Betrachtung der Ereignisse und Abläufe können teilweise nicht berücksichtigte Aspekte des Vorgangs erinnert werden, die zu einer Umbewertung der Verantwortlichkeit führen. Darüber hinaus dient die genaue Analyse dazu, zu prüfen, ob Rahmenbedingungen, Abläufe oder Kommunikationswege angepasst werden müssen, um die Behandlung zukünftiger suizidaler Patient:innen zu verbessern.

Tipp

Im Fall, dass Sie beim Suizid der Person dabei waren oder Sie die verstorbene Person aufgefunden haben und in der Folge unter Intrusionen, Flashbacks und / oder Albträumen leiden, sollten Sie die vertiefte Auseinandersetzung mit dem Geschehen in jedem Fall in Begleitung einer Kollegin oder eines Kollegen vornehmen! Die Frage, wann der richtige Zeitpunkt für eine vertiefte Analyse gekommen ist, muss unter diesen Umständen auch noch mal sorgfältiger geprüft werden.

Es empfiehlt sich, eine solche Analyse im Rahmen einer Supervision / Intervision durchzuführen. Orientieren lässt sich bei einer solchen Analyse an den in der folgenden Aufzählung und auf AB 1 dargestellten Komponenten bzw. Fragen.

(1) **Informationen zur Person.** Stellen Sie zunächst alle wichtigen Informationen zur verstorbenen Person zusammen: Alter, Geschlecht, Diagnose(n), Suchtmittelkonsum, psychopathologischer Befund, familiäre Situation und Lebensbedingungen, bisherige Behandlungsgeschichte, frühere Suizidversuche, familiäre Suizide / Suizidversuche, Suizidgedanken und Suizidversuche während der Behandlung

(2) **Therapieverlauf.** Stellen Sie alle wichtigen Informationen zur Behandlung der verstorbenen Person zusammen: Anzahl an Sitzungen, Therapiedauer, Ziele, Therapiemotivation, Interaktionsverhalten, Qualität der therapeutischen Beziehung, Therapieinhalte, Therapieverlauf, Besonderheiten im Therapieverlauf (inkl. Lebensereignisse, Stressoren), Einbezug von Angehörigen / Freund:innen, Kontakt zu Mitbehandler:innen, gesetzliche Betreuer:innen, Therapiefortschritte

(3) **Umgang mit suizidalem Erleben und Verhalten.** Vergegenwärtigen Sie sich detailliert, wie Sie mit dem suizidalen Erleben / Verhalten der Person umgegangen sind: Gab es Hinweise auf suizidales Erleben während der Behandlung? Hat die Person suizidales Erleben offengelegt? Wann wurde eine Risikoexploration durchgeführt? Welche Inhalte wurden abgeklärt? Was hat die Person genau berichtet? Wie wurde die Absprachefähigkeit festgestellt? Wie wurde die Distanzierungsfähigkeit festgestellt? Wurde eine Veränderung des therapeutischen Settings erwogen / durchgeführt? Wäre eine striktere Behandlung u. U. gegen den Willen der Person möglich gewesen? Welche therapeutischen Interventionen zur speziellen Behandlung suizidalen Erlebens / Verhaltens wurden durchgeführt? Mit welchem Erfolg? Wie lange stand suizidales Erleben / Verhalten im Fokus der Behandlung? Welche Absprachen wurden getroffen? Wie regelmäßig wurde eine Risikoexploration wiederholt? Wie hat sich suizidales Erleben / Verhalten über den Therapieverlauf verändert, wenn überhaupt? Wussten andere Personen von den Suizidgedanken / Suizidabsichten der verstorbenen Person? Erfolgte eine supervisorische / intervisorische Begleitung der Behandlung?

(4) **Letzte Sitzung vor dem Suizid.** Vergegenwärtigen Sie sich die letzte Sitzung / oder auch den letzten Kontakt, den Sie mit der verstorbenen Person hatten: Welche Inhalte wurden in der letzten gemeinsamen Sitzung behandelt? Stand suizidales Erleben / Verhalten im Fokus der Sitzung? Wenn ja, auf welche Weise? Wenn nein, warum nicht? Wie hat die Person gewirkt? Gab es Auffälligkeiten bzw. Aspekte, die sich aus der Rückschau als Hinweis auf verstärkte Suizidalität lesen lassen? Wie war die therapeutische Beziehung? Welche Absprachen wurden in der Sitzung getroffen?

(5) **Suizidereignis.** Stellen Sie alle wichtigen Informationen zum Suizid selbst zusammen: Wie haben Sie von dem Ereignis erfahren? Durch wen? Wann haben Sie davon erfahren? Wann ist es zum Suizid gekommen (und wie war der zeitliche Abstand zu Ihrem letzten therapeutischen Kontakt)? Was ist Ihnen zu dem Suizid bekannt (Ablauf, Ort, Methode)? Gab es Reanimationsversuche? Gibt es einen Abschiedsbrief?

(6) **Post-Suizid.** Stellen Sie alle Informationen dazu, was nach dem Suizid passiert ist, zusammen: Gab es Kontakt zur Polizei und / oder zur Staatsanwaltschaft, zu Angehörigen, zu Betreuer:innen, Mitbehandler:innen? Wie war die Reaktion der verschiedenen Personen? Gibt es Vorwürfe? Wenn ja, welche? Stehen weitere Gespräche aus? Drohen rechtliche Komplikationen?

(7) **Hypothesen.** Stellen Sie sämtliche Hypothesen, die Sie zum »Warum« des Suizids haben, zusammen: Wie erklären Sie sich den Suizid? Welche Motive für das Sterben könnten ausschlaggebend gewesen sein? Denken Sie, dass es sich um einen lang geplanten Suizid gehandelt hat, oder ist von einem »Unfall«-Suizid auszugehen?

Nutzen Sie die Situationsbeschreibung und -analyse im Folgenden als Basis für eine weitergehende Auseinandersetzung mit der Schuldfrage. Nehmen Sie dabei zwei etwas unterschiedliche – sich aber überschneidende – Perspektiven ein: Fokussieren Sie erst auf Ihr eigenes Verhalten und dann auf das Verhalten der verstorbenen Person. Nutzen Sie für eine schriftliche Bearbeitung AB 2 und 3: Schuldgefühle sind hartnäckig, und selbst dann, wenn Sie in einem Moment eine gute Distanz aufbauen können, heißt das nicht, dass diese nicht wieder ins Wanken gerät. In solchen Phasen wird es helfen, wenn Sie sich Ihre Aufzeichnungen erneut anschauen können.

Fokus auf eigenes Verhalten

Stellen Sie sich auf Basis der detaillierten Analyse als Erstes die Frage, wie Sie das Verhalten einer Kollegin oder eines Kollegen erklären und beurteilen würden, die oder der die gleichen Fähigkeiten wie Sie hat und in der gleichen Situation wie Sie auf die gleiche Weise gehandelt hätte.

- Wie würden Sie erklären, warum die Person so und nicht anders gehandelt hat?
- Würden Sie diese Person verurteilen?
- Hätten Sie mehr von der Person erwartet?
- Wie würden Sie das Verhalten der Person erklären?

Meist wird deutlich, dass wir in Bezug auf negative Erfahrungen anderer Menschen eher multifaktorielle Erklärungen zulassen (und sie somit weniger negativ bewerten), während wir in Bezug auf uns selbst oft nur eine Erklärung – unser eigenes Fehlverhalten – zulassen (und uns somit stark negativ bewerten). Hier wird ein offenkundiger Doppelstandard deutlich, den Sie nicht akzeptieren sollten. Nutzen Sie sodann die folgenden Fragen, um weiter zu prüfen, ob und inwieweit die Schuld für den Patientensuizid bei Ihnen liegt. Beantworten Sie die folgenden Fragen schriftlich, so als würde es sich um einen Anhörungsbogen handeln:

- Was war damals Ihr Grund, sich so zu verhalten?
- In welchem Zustand befanden Sie sich damals, vor dem Ereignis?
- Wie viel Zeit hatten Sie, genau zu überlegen und zu entscheiden, wie Sie sich am besten verhalten sollten?
- Abgesehen von Ihren Gefühlen, was sollte man noch berücksichtigen, wenn man beurteilt, wie Sie sich verhalten haben?
- Welchen Einfluss hatten Sie auf das Verhalten des Suizidanten?
- Welchen Einfluss hatten Mitbehandler:innen (z. B. Vorgesetzte, das Stationsteam, Betreuer:innen) und wie viel Einfluss hatten Sie wiederum auf deren Entscheidungen / Einschätzungen?
- Was hätte die Suizidantin oder der Suizidant mutmaßlich gemacht, wenn Sie … getan / nicht getan hätten?
- Wäre es möglicherweise auch dann zu dem Suizid gekommen, wenn Sie sich anders verhalten hätten, oder würden Sie Ihr Verhalten als ursächlich für den Suizid sehen?

- ▶ Hätte es irgendeine Möglichkeit gegeben, vorherzusehen, was passieren würde?
- ▶ Könnte es sein, dass Sie sich so verhalten haben, weil Sie nicht wissen konnten, was passieren würde?

Gehen Sie nun sämtliche Fragen nochmals durch und treten Sie dabei explizit aus der Rolle der Selbstanklägerin / des Selbstanklägers – oder der Staatsanwaltschaft – heraus und nehmen Sie die Rolle des eigenen Verteidigers / der eigenen Verteidigerin ein.

- ▶ Wie würden Sie aus Perspektive der Verteidigung antworten?

Versuchen Sie, die Rolle der Verteidigung so gut wie möglich zu spielen und machen Sie sich klar, dass man als Verteidiger:in nicht von der Unschuld einer / eines Klient:in (also der eigenen Unschuld) überzeugt sein muss – man muss nur seine Aufgabe ernst nehmen!

Schreiben Sie alle Antworten aus Perspektive der Verteidigung zunächst auf (und bleiben Sie dabei unbedingt in der Rolle), machen Sie dann eine Pause und prüfen erst im Anschluss, ob an den Antworten der Verteidigung etwas dran ist oder dran sein könnte. Stellen Sie sich hierzu wieder die Frage, ob Sie den Antworten der Verteidigung zustimmen könnten, wenn Sie sich nicht auf Ihr eigenes Verhalten, sondern auf das eines Kollegen / einer Kollegin in Ihrer Situation beziehen würden.

Fokus auf das Verhalten der verstorbenen Person

Stellen Sie sich auf Basis der detaillierten Analyse nunmehr die Frage, welche Einflussfaktoren im Leben der verstorbenen Person von Relevanz für den Suizid gewesen sein könnten. Notieren Sie hierzu alle Einflussgrößen, die Ihnen bedeutsam erscheinen (auch dann, wenn Sie deren Einfluss als gering erachten).

Gehen Sie im Einzelnen noch mal durch, ob Angehörige / Kolleg:innen / andere Behandler:innen Einfluss gehabt haben, ob bestimmte Lebensumstände (z. B. Trennungen, Todesfälle, Streitigkeiten, Arbeitslosigkeit, finanzielle Probleme) Bedeutung gehabt haben könnten, ob psychische und / oder körperliche Erkrankungen relevant gewesen sein könnten, ob Suchtmittelkonsum eine Rolle gespielt haben könnte, ob bestimmte Persönlichkeitseigenschaften (z. B. Impulsivität, Aggressivität, Verbitterung) berücksichtigt werden sollten, ob Symptome (z. B. Schlafstörungen, Dissoziation, Panik) bedeutsam gewesen sein könnten, ob situative Einflüsse (z. B. Vorhandensein von Mitteln, Zufall) Beachtung finden müssen.

- ▶ Nutzen Sie nun ein Tortendiagramm und zeichnen Sie zu jeder einzelnen Ursache, die Sie aufgeschrieben haben, ein »Kuchenstück« in dieses Diagramm ein (Beispiel s. Abb. 3.1). Die relative Bedeutsamkeit der einzelnen Ursachen für den Patientensuizid ergibt sich aus der Größe des Kuchenstücks. Zeichnen Sie Ihren Einfluss auf den Patientensuizid als Letztes ein.

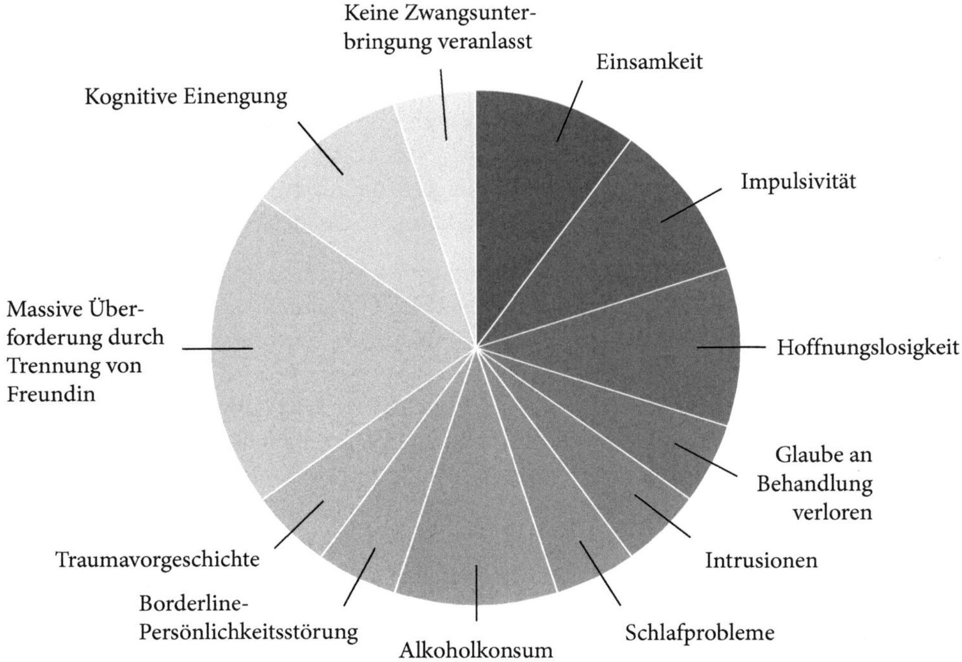

Abbildung 3.1 Beispielhaftes Tortendiagramm einer Therapeutin, die sich nach einem Patientensuizid vorwarf, keine Zwangsunterbringung veranlasst zu haben

Die Übung dient dazu, der Komplexität eines Suizids gerecht zu werden. Es geht nicht darum, anderen die Schuld zuzuschieben. Und es geht auch nicht darum, beweisen zu wollen, dass Sie auf gar keinen Fall einen Fehler gemacht haben. Natürlich kann in Folge der genauen Betrachtung der Situation deutlich werden, dass Sie einen Fehler gemacht haben. Es kann auch deutlich werden, dass eine Teilschuld besteht. Wenn tatsächlich eine Teilschuld gegeben ist, dann lässt sich aus dem Tortendiagramm gleichwohl ablesen, dass es – wenn überhaupt – immer nur um eines gehen kann: eine Teilschuld! Niemand ist vollumfänglich für das Verhalten einer anderen Person verantwortlich!

Wichtig • Teilschuld ist vorhanden

Es kann sein, dass ein Fehler gemacht wurde. Es kann beispielsweise sein,

- dass eine Risikoexploration nur oberflächlich und beiläufig durchgeführt wurde,
- dass man Hinweise auf eine Selbsttötungsabsicht nicht als solche wahrgenommen hat,
- dass suizidales Erleben und Verhalten im Laufe einer Therapie aus dem Fokus geraten ist,
- dass eine Suizidankündigung als suizidale Geste fehlgedeutet wurde,
- dass man einfach keine Zeit hatte, um ein Krisengespräch anzubieten.

Es wird keine Therapeutin und keinen Therapeuten geben, denen es im Umgang mit suizidalen Patient:innen nicht schon genauso gegangen ist! Suizide sind sehr selten, und dementsprechend bleiben entsprechende Behandlungsfehler in den allermeisten Fällen folgenlos (und werden möglicherweise nicht einmal bemerkt). Sie haben somit nichts getan oder versäumt, was Kolleg:innen nicht auf die gleiche Weise hätte passieren können. Sie sind nicht inkompetent und untragbar, wenn Sie einen Patientensuizid erleben mussten.

Und gleichzeitig stellt sich die Frage, wie man damit umgehen kann, wenn man feststellt, dass einem im Kontext eines Patientensuizids ein relevanter Behandlungsfehler unterlaufen ist. Für das langfristige Wohlbefinden ist es sicher wichtig, zu diesem Fehler zu stehen, ihn zu bekennen und die damit möglicherweise verbundenen juristischen Konsequenzen zu tragen. Für manche Betroffenen wird es hilfreich sein, wenn Sie bei den Angehörigen der verstorbenen Person um Verzeihung bitten und sich – bestenfalls im Austausch mit anderen – dazu Gedanken machen, ob Sie in irgendeiner Form eine (symbolische oder stellvertretende) Wiedergutmachung leisten können. Geben Sie dabei Acht, dass Letzteres in einem gesunden Ausmaß zu Ihrer Teilschuld steht. Perspektivisch (und wenn es passend und angemessen erscheint) mag eine Haltung der radikalen Akzeptanz dabei helfen, auf versöhnliche Weise mit sich selbst umzugehen. Radikale Akzeptanz heißt, eine Situation und die Reaktion darauf so anzunehmen, wie sie sind, ohne dass man sie verändern kann: »Ich habe einen Behandlungsfehler gemacht und ein Patient / eine Patientin von mir hat sich das Leben genommen. Ich wünschte sehr, die Person würde noch leben. Es macht mich sehr traurig, dass dem nicht so ist. Das ist so.«

Schuldgefühle infolge von Erleichterungserleben

Schuldgefühle resultieren nicht nur daraus, dass man meint, einen Behandlungsfehler gemacht zu haben. Schuldgefühle können auch dann aufkommen, wenn man seinen eigenen moralischen Standards vermeintlich nicht gerecht wird. Insbesondere dann, wenn man suizidale Patient:innen über sehr lange Zeit hinweg begleitet hat und sich eine Besserung nicht wirklich einstellt, mischt sich bei nicht wenigen Behandler:innen in das Entsetzen über den Suizid mitunter auch ein Gefühl der Erleichterung, welches wiederum Anlass für Schuldgefühle sein kann.

Wichtig

Wir suchen uns unsere emotionalen Reaktionen nicht aus! Gefühle von Erleichterung im Kontext von Patientensuiziden sind typischerweise Folge von therapeutischer (Über-)Anstrengung und Hilflosigkeitserleben. Sie sind nicht Ausdruck von moralischer Verwerflichkeit, sondern davon, dass man sich lange sehr stark, aber vergeblich um eine Person bemüht hat. Seien Sie gnädig mit sich und erlauben Sie sich, Gefühle zu haben, auf die Sie nicht stolz sind.

Um genau zu verstehen, worauf sich Ihr Gefühl der Erleichterung bezieht, müssen Sie dem Gefühl Raum lassen (und es nicht durch ein anderes Gefühl überlagern). Das ist wichtig, weil das Erleben von Schuldgefühlen vielfach nahelegt, dass man sich um zukünftige suizidale Patient:innen noch intensiver kümmern müsste. Erleichterung spricht hingegen möglicherweise dafür, dass Sie Ihre eigenen Grenzen im Umgang mit suizidalen Patient:innen besser im Blick behalten müssen. Die beiden Gefühle legen somit ein völlig unterschiedliches therapeutisches Verhalten nahe. Mit Blick auf Ihr langfristiges Wohlbefinden als Therapeut:in birgt ein Erleichterungsgefühl somit eine potenziell sehr wichtige Information, die ernst genommen werden sollte. Versuchen Sie daher genau zu verstehen, woraus sich das Erleichterungsgefühl speist. Reflektieren Sie in der Supervision / Intervision, was dies für Ihren weiteren Umgang mit suizidalen Patient:innen bedeutet.

Info • Moralische Schuld vs. juristische Schuld

Bei der gesamten Auseinandersetzung mit der Schuldfrage kann es sich lohnen, zwischen moralischer Schuld und juristischer Schuld zu differenzieren. Das eine kann ohne das andere gegeben sein. Es kann beispielsweise sein, dass Sie therapeutisch hervorragend mit der verstorbenen Person gearbeitet haben, Sie gleichzeitig aber den Fehler gemacht haben, nicht gut zu dokumentieren. In einem solchen Fall könnte es passieren, dass Sie im Rahmen eines juristischen Verfahrens schuldig gesprochen werden, einfach deshalb, weil das Gericht nicht sicherstellen kann, dass Sie wirklich so gut gearbeitet haben, wie Sie es getan haben (s. Kap. 6). Juristisch trifft Sie somit eine Schuld, moralisch und therapeutisch – und das wissen Sie selbst am besten – jedoch nicht. Andersherum könnten Sie Dinge so gut dokumentiert haben, dass Ihnen juristisch kein Vorwurf gemacht werden kann – und gleichzeitig wissen Sie, dass die Behandlung der verstorbenen Person nur suboptimal gelaufen ist. In dem Fall trifft Sie juristisch keine Schuld, ein therapeutischer Fehler liegt aber gleichwohl vor.

Persistierende Schuldgefühle

Im Fall, dass sich Ihre Schuldgefühle – trotz stichhaltiger Relativierungen – nicht beruhigen lassen, ist es sinnvoll, eine etwaige Funktionalität von Schuldgefühlen in den Blick zu nehmen (s. auch AB 4):

- Was wären Sie für ein Mensch, wenn Sie nach dem Vorgefallenen keine Schuldgefühle hätten?
- Was würde das über Sie aussagen?
- Wenn Sie keine Schuld / Verantwortung für den Patient:innensuizid tragen würden, was würde das für den (zukünftigen) Umgang mit suizidalen Patient:innen bedeuten?

Schuld zu erleben impliziert, dass man (zumindest ein wenig) Kontrolle über eine Situation hat. Manchmal sind Schuldgefühle daher leichter auszuhalten als Ohnmacht und

Hilflosigkeit angesichts eines Patientensuizids. Gehen Sie – bestenfalls in der Supervision – einmal der Frage nach, ob solche Aspekte bedeutsam dafür sein könnten, dass sich Schuldgefühle einfach nicht beruhigen lassen.

3.2 Schamgefühle

Schuldgefühle gehen vielfach mit Schamgefühlen einher. Man sorgt sich, dass das eigene vermeintliche Versagen auch von Kolleg:innen, Vorgesetzten, den Angehörigen der verstorbenen Person, anderen Patient:innen oder der weiteren Öffentlichkeit wahrgenommen wurde, dass Personen enttäuscht oder mit Vorwürfen reagieren. Insbesondere bei drohenden Rechtsstreitigkeiten können Ängste vor öffentlicher Demütigung und Verurteilung sowie beruflicher Diskreditierung schwer erträglich werden. Schamerleben kann sich natürlich auch im Privaten abspielen: Man schämt sich vor sich selbst, weil man den eigenen Ansprüchen nicht gerecht geworden ist. So oder so geht Schamerleben mit einer Wahrnehmungsfokussierung auf unsere vermeintliche Minderwertigkeit und Schwäche einher. Wir würden uns am liebsten zurückziehen und aus dem Blick der Öffentlichkeit verschwinden. Diese Reaktion ist absolut nachvollziehbar und es ist auch völlig okay, wenn man diesem Impuls zunächst nachkommt, d. h. sich zurückzieht und versucht, die Situation und die eigene emotionale Reaktion zu verstehen, und eine erste Strategie entwickelt, wie man sich verhalten wird, mit wem man sprechen muss, vor dem Gespräch mit wem man am meisten Angst hat und wen man zur Unterstützung braucht.

Die folgenden Fragen können Sie nutzen, um mehr Klarheit über Ihre eigene Reaktionsweise zu gewinnen (vgl. Lammers, 2024, s. auch AB 5):

- Welche Gedanken begleiten das Schamerleben?
- Welche Gedanken fördern das Schamerleben?
- Welche Körperempfindungen gehen damit einher?
- Welchen Handlungsimpuls verspüren Sie?
- Ist es sinnvoll, diesem Impuls nachzugeben?

Langfristig stellen Rückzug und Isolation natürlich keine Handlungsoptionen dar. Man wird sich einer Auseinandersetzung mit der Situation nicht entziehen können. Um sich hierauf vorzubereiten, hilft es, vorab kritisch zu prüfen, ob überhaupt die Gefahr einer öffentlichen Beschämung besteht oder ob dies eine bedrohliche, aber tendenziell unrealistische Befürchtung ist. Versuchen Sie hierzu – wie bereits in Bezug auf Schuldgefühle (s. Abschn. 3.1) – einmal zu überlegen, wie Sie auf einen Kollegen oder eine Kollegin blicken würden, der oder die das Gleiche erlebt hat wie Sie:

- Würden Sie denken, dass diese Person sich schämen sollte?
- Würden Sie denken, dass die Person sich unmöglich verhalten hat?
- Würden Sie denken, dass die Person an der weiteren Berufsausübung gehindert werden sollte?

Wenn Sie diese Fragen nicht klar bejahen, dann besteht eine gute Chance, dass andere Personen auch Ihnen gegenüber weniger kritisch auftreten, als Sie es gerade befürchten.

Nutzen Sie sodann die Fragentrias des »Balancing Outs« (Beck, 2024), um sich auf verschiedene Szenarien vorzubereiten:

- Was ist das Schlimmste, was Ihnen passieren kann bzw. was andere von Ihnen denken könnten?
- Was ist das Beste, was Ihnen passieren kann bzw. was andere von Ihnen denken könnten?
- Was ist das Wahrscheinlichste, was Ihnen passieren wird bzw. was andere von Ihnen denken könnten? Könnten Sie das aushalten?

Höchstwahrscheinlich ist Schamerleben in Bezug auf unterschiedliche Personen unterschiedlich stark ausgeprägt. Es gibt Personen, vor deren Reaktion mehr Ängste bestehen, als in Bezug auf andere Personen. Manche mögen sich v. a. davor fürchten, von Vorgesetzten Vorwürfe gemacht zu bekommen, während andere sich vor allem vor der Reaktion von Angehörigen oder Kolleg:innen fürchten. Vertrauen Sie sich daher zunächst einer Person an, bei der Sie sich sicher und geborgen fühlen und bei der Sie Gefühle von Scham und Verletzlichkeit wirklich zulassen können. Scham wird durch Schweigen aufrechterhalten. Wir müssen die Erfahrung machen, dass Menschen zu uns stehen, uns nicht komisch / defizitär / inkompetent / abstoßend finden, um Schamerleben langfristig zu überwinden. Genau deshalb müssen wir mit anderen Menschen über den Patientensuizid und unsere Beteiligung daran sprechen.

Tipp

Seien Sie in einem solchen Gespräch – soweit es möglich ist – ganz offen in Bezug auf Ihre Selbstzweifel, Ihr Schulderleben und Ihre Ängste, verzichten Sie auf Sicherungsverhaltensweisen und vertrauen Sie auf die Echtheit Ihres Gegenübers. Sichern Sie sich durch solche Gespräche zunächst eine »soziale Basis« im privaten Bereich, im engen Kolleg:innenkreis und / oder in der Supervision, um sodann Schritt für Schritt solche Gespräche anzugehen, die Sie besonders schwierig finden.

Gespräche mit Familienangehörigen der verstorbenen Person werden von den meisten – aber natürlich nicht allen – Behandler:innen als hilfreich und relevant bewertet (Leaune et al., 2019; s. Abschn. 4.1.). Überlegen Sie daher, ob und wie Sie Kontakt zur Familie der verstorbenen Person aufnehmen wollen. Überlegen Sie zudem, mit welchem Ziel Sie mit den Angehörigen sprechen möchten:

- Geht es Ihnen darum, Ihr Beileid zum Ausdruck zu bringen?
- Geht es Ihnen darum, sich für Behandlungsfehler zu entschuldigen?
- Geht es Ihnen darum, den Angehörigen Beistand anzubieten bzw. die Angehörigen bei der Organisation von Hilfe zu unterstützen?

Naturgemäß hängt die Art der Kontaktaufnahme entscheidend davon ab, ob man die Angehörigen bereits kennt oder es sich um gänzlich unbekannte Personen handelt. Stellen Sie sich jedoch grundsätzlich darauf ein, dass Angehörige auch mit Vorwürfen auf

Ihre Kontaktaufnahme reagieren können oder nicht mit Ihnen sprechen möchten. Machen Sie sich in einem solchen Fall klar, dass die Angehörigen sich in einem psychischen Ausnahmezustand befinden und natürlich andere Hoffnungen an das professionelle Behandlersystem hatten. Ein Gesprächsangebot zu machen, ein Gespräch auf freundlich zugewandte Weise zu führen oder eine Kondolenzkarte zu schicken, spricht für Ihren Anstand und Ihre Professionalität – und dies auch dann, wenn Ihr Gesprächspartner oder Ihre Gesprächspartnerin dies (erst mal) nicht würdigen können. Das Wissen darum, sich – trotz Schamerleben – korrekt verhalten zu haben und zu (etwaigen) Fehlern zu stehen, wird Ihnen nichtsdestotrotz dabei helfen, Selbstachtung zu wahren und weniger kritisch auf sich selbst zu schauen. Grundsätzlich laufen Gespräche mit Angehörigen zumeist gut und bieten so die Chance, Schuld- und Schamerleben (gemeinsam) zu reduzieren.

Genauso wie Gespräche mit Angehörigen bieten auch Gespräche mit Vorgesetzten im besten Fall eine Quelle von Unterstützung und Zuspruch – und dies von Personen, die für Ihr berufliches Selbstverständnis möglicherweise besonders wichtig sind. Im schlechten Fall können solche Gespräche aber auch eine Quelle für Vorwürfe und Demütigungen sein. Erinnern Sie sich in solchen Situationen an all die Behandlungen, in denen Sie kompetent gehandelt haben, schauen Sie mit Mitgefühl auf sich selbst (s. Abschn. 3.3), übernehmen Sie nur für solche Aspekte die Verantwortung, für die Sie auch Verantwortung tragen, und lassen Sie sich nicht zum Sündenbock machen für Dinge, für die Sie nichts können. Leider bekleiden nicht alle Führungspersonen deshalb eine Führungsposition, weil sie in der Lage sind, in schwierigen Situationen besonnen und ruhig zu agieren. Ein unsouveränes, vorwurfsvolles Verhalten von Vorgesetzten beschämt letztlich immer nur die Vorgesetzten selbst. Schwer auszuhalten bleibt entsprechendes Verhalten natürlich – vor allem dann, wenn man selbst schon mit Selbstzweifeln und Scham zu kämpfen hat.

Da der Weg von Demütigung und Schamerleben zu Wut oft nur sehr kurz ist, müssen Sie gut auf sich aufpassen. Eine wütende oder patzige Reaktion wird potenziell nur zu weiterem Schamerleben beitragen und damit ist Ihnen nicht geholfen. Lassen Sie sich stattdessen von Ihrer »sozialen Basis« durch diese Situationen begleiten.

3.3 Selbstkritik

Selbstkritik kann in der Folge eines Patientensuizids über Schuldgefühle und Schamerleben weit hinausgehen und das gesamte therapeutische Selbstverständnis betreffen:

- Ich sollte keine Therapeutin sein.
- Ich bin ein Versager.
- Der Patient hat sich umgebracht, weil er mir nicht vertraut hat.
- Ich dürfte mich nicht so schlecht fühlen, offensichtlich bin ich den Belastungen des Therapeutenberufs nicht gewachsen.
- Ich werde nie mehr einem Patienten trauen können.

Je früher man in der beruflichen Karriere mit einem Patientensuizid konfrontiert ist, desto grundsätzlicher fällt vielfach die ausgelöste Verunsicherung aus (Wurst et al., 2013). Gerade in der frühen Karrierephase ist es aber umso wichtiger, dass nicht vorschnell weitreichende Schlussfolgerungen gezogen werden und aus einer nachvollziehbaren emotionalen Überlastung heraus folgenschwere Entscheidungen über den weiteren Berufsweg getroffen werden. Wiederum gilt: Lassen Sie sich Zeit, gestehen Sie sich zu, gestresst und verunsichert zu sein, und seien Sie fair mit sich selbst. Gerade in der ersten Zeit nach einem Patientensuizid besteht die Gefahr, dass Sie undifferenziert negativ auf sich selbst und Ihre Kompetenzen schauen.

Im Folgenden werden verschiedene Vorschläge dazu gemacht, wie mit Selbstkritik umgegangen werden kann. Wiederum kann es sinnvoll sein, diese Auseinandersetzung im Rahmen von Supervision / Intervision oder Selbsterfahrung begleiten zu lassen. Potenziell lässt sich so eine stärkere Tiefe der Auseinandersetzung erreichen.

Entwertende Selbstkritik

Als absolute Minimalvariante sollten Sie auf jedwede *entwertende Selbstkritik* (»Ich bin einfach ein Vollidiot und Loser-Therapeut!«) verzichten. Mäßigen Sie Ihren Ton sich selbst gegenüber und beleidigen Sie sich nicht. Versuchen Sie vielmehr, Ihre Selbstkritik in neutralem Ton zu formulieren.

Infragestellung

Sie können typische Methoden der Infragestellung aus der Kognitiven Therapie nutzen, um mehr Distanz zu belastenden Vorstellungen zu bekommen. All diese Fragen und Denkanstöße zielen darauf ab, die Richtigkeit und / oder die Nützlichkeit Ihrer Betrachtungsweise zu überprüfen. Sammeln Sie dazu – über die nächsten Tage hinweg – die Ideen / Annahmen / Überzeugungen, die Sie in besonderer Weise belasten. Schreiben Sie diese auf, sodass Sie diese (in der richtigen Formulierung) erinnern, und bringen Sie diese in eine Rangfolge der Belastung. Wählen Sie dann die vier oder fünf Annahmen / Überzeugungen aus, die Ihnen am meisten Sorge bereiten. Nutzen Sie AB 6 und 7, um die Annahmen / Überzeugungen zu prüfen. Die Inhalte entstammen – in leicht modifizierter Form – der Brief-Cognitive Behavioral Therapy (B-CBT) zur Suizidprävention (Bryan & Rudd, 2025). Sie wenden somit die Strategien auf sich an, die Sie ansonsten gegebenenfalls nutzen, um Ihre suizidalen Patient:innen zu unterstützen. Lassen Sie sich Zeit für die Bearbeitung, machen Sie diese in jedem Fall schriftlich und stellen Sie sicher, dass Sie sich bei der Bearbeitung durchgängig auf die gleiche Annahme / Überzeugung beziehen. Bearbeiten Sie – in Bezug auf jede Annahme / Überzeugung – zunächst AB 6 und dann AB 7. Bearbeiten Sie nicht mehr als eine oder zwei Überzeugungen pro Tag.

AB 6 »Hilfreiche Fragen zur Distanzierung von belastenden Vorstellungen« fokussiert vor allem auf die Frage, ob bestimmte Annahmen / Überzeugungen unter einer empirischen Perspektive richtig und unter einer hedonistischen Perspektive hilfreich sind. Nicht jede der Fragen passt dabei zu jeder Annahme / Überzeugung. Lassen Sie Fragen, die nicht passen, einfach aus.

- Welche Belege sprechen für und welche gegen diese Vorstellung?
- Ist Ihre Interpretation der Situation zu unrealistisch, um akkurat zu sein?
- Denken Sie in »Alles-oder-nichts«-Kategorien?
- Beinhaltet die Idee / Annahme / Überzeugung Worte oder Ausdrücke, die extrem oder übertrieben sind (immer, nie, soll, muss, kann nicht, die ganze Zeit)?
- Berücksichtigt Ihre Interpretation nur einen Teilaspekt einer Situation und nicht die gesamte Situation?
- Halten Sie möglicherweise eine geringe Wahrscheinlichkeit für eine hohe Wahrscheinlichkeit?
- Beschäftigen Sie sich möglicherweise mit einer irrelevanten Sache?
- Hilft Ihnen dieser Gedanke dabei, Ihr gewünschtes Ziel zu erreichen? Was wäre günstiger?
- Was würden Sie einem Freund / einer Freundin raten?
- Gibt es eine alternative Betrachtungsweise?

AB 7 »Problematische Denkmuster« dient dazu, abzuschätzen, ob und inwieweit bestimmte Annahmen / Überzeugungen durch sogenannte Denkfehler (Beck, 2024) charakterisiert sind. Das Wissen hierum hilft manchmal, mehr Distanz zu belastenden Ideen aufzubauen. Versuchen Sie, Ihre negativen Annahmen / Überzeugungen in der Kategorie zu notieren, die diese am besten beschreibt.

- **Voreilige Schlüsse ziehen,** obwohl keine Beweise oder sogar widersprechende Umstände vorliegen
- **Maximieren oder Minimieren** einer Situation (Umstände / Ereignisse entweder aufbauschen oder ihre Bedeutung herunterspielen)
- **Ignorieren** wichtiger Aspekte einer Situation
- **Vereinfachen** in gut / schlecht oder richtig / falsch
- **Übergeneralisierung eines einzelnen Vorfalls** (ein negatives Ereignis wird als nie endendes Muster begriffen)
- **Gedankenlesen** (annehmen, dass andere schlecht von einem denken, obwohl es keine Anhaltspunkte dafür gibt)
- **Emotionale Beweisführung** (ein Gefühl als Beweis für eine Annahme halten)

Wenn Sie eine Annahme / Überzeugung auf dem Arbeitsblatt 7 gut bearbeiten konnten, dann schreiben Sie sich das Ergebnis, d. h. eine gemäßigtere / distanziertere Betrachtung Ihrer selbst auf eine Karteikarte oder notieren Sie diese im Smartphone. Wenn Sie merken, dass bestimmte Annahmen / Überzeugungen wieder an Kraft gewinnen, dann holen Sie Ihre Aufzeichnungen noch einmal hervor und lesen Sie sich durch, was Sie geschrieben haben. Ergänzen Sie zusätzliche Aspekte, die Ihnen ein- und auffallen.

Wichtig

Gehen Sie nicht mit der Erwartung an die Auseinandersetzung, dass sich Annahmen / Überzeugungen unmittelbar auflösen und in ihr Gegenteil verkehren würden. Es geht darum, eine erste Distanz zu belastenden Gedanken zu bekommen – nicht mehr und nicht weniger. Veränderungen gehen in psychischen Dingen leider selten schnell vonstatten. Und Gewohnheiten – auch Denkgewohnheiten – haben oft ein erhebliches Beharrungsvermögen.

Selbstmitgefühl

Im weiteren Vorgehen geht es darum, das eigene Selbstmitgefühl (compassion oder self-compassion) zu stärken. Hierzu lassen sich Anregungen aus der Self-Compassion-Therapie (Gilbert, 2013) nutzen. Selbstmitgefühl meint, dass wir Mitgefühl für unsere Mängel, unsere Fehler, unser Bemühen und unser Leid entwickeln – vielleicht so, wie wir es gegenüber einer guten Kollegin oder einem guten Kollegen tun würden. Selbstmitgefühl ist verbunden mit einer gewissen Wärme und Freundlichkeit uns selbst gegenüber und gründet in dem Wissen, dass Leid und persönliches Versagen ganz grundlegend Teil allgemeiner menschlicher Erfahrung sind. So ist Selbstmitgefühl auch verbunden mit einer gewissen Milde und Nachsicht gegenüber uns selbst. Selbstmitgefühl ist zu unterscheiden von Selbstmitleid, bei dem man sich eher als ein Opfer der Umstände versteht.

Überlegen Sie, wie Sie mit einem guten Kollegen oder einer guten Kollegin umgehen würden, die sich in einer Situation wie der Ihrigen befinden würde. Fokussieren Sie diesmal auf die folgenden Fragen (s. auch AB 8):

- Was würden Sie zu der Person sagen? Und wie würden Sie es zu ihr sagen?
- Und jetzt kontrastieren Sie dies einmal damit, wie Sie gerade mit sich selbst im therapeutischen Setting umgehen. Was sagen Sie zu sich selbst? In welchem Ton reden Sie mit sich selbst?
- Können Sie einen Unterschied bemerken in der Art, wie Sie mit anderen im Vergleich zu Ihnen selbst umgehen? Was glauben Sie, welche Faktoren oder welche Ängste spielen für diesen Unterschied eine Rolle? Stellen Sie sich dann vor, dass Sie mit sich selbst in Ihrer Auseinandersetzung mit dem Patientensuizid so sprechen, wie Sie mit einer guten Kollegin oder einem guten Kollegen sprechen würden: Was glauben Sie, was würde anders sein? Inwiefern würde das anders sein?

Es empfiehlt sich, sich für diese Fragen Zeit zu nehmen und sich auch schriftliche Notizen dazu zu machen. Wir haben die kritischen Stimmen in uns in der Regel so gut eingeübt, dass ein flüchtiger mitfühlender Gedanke gegen sie kaum eine Chance hat. Zur weiteren Vertiefung lässt sich die folgende Übung nutzen (Willutzki & Teismann, 2024, S. 53):

Übung • Mein mitfühlendes Selbst

Stellen Sie sich bitte vor, Sie hätten Selbstmitgefühl und auch Mitgefühl mit anderen – wie sieht das im Einzelnen aus? Nehmen Sie sich bitte wieder etwas Zeit und Ruhe, um dieser Frage nachzugehen.

Also, Sie sind mitfühlend, mit sich selbst und mit anderen.

- Welche Gedanken gehen Ihnen durch den Kopf?
- Wie fühlen Sie sich in Ihrem Körper?
- Wie atmen Sie?
- Wie bewegen Sie sich, welche Körperhaltung haben Sie?
- Welcher Gesichtsausdruck und welche Körperhaltung ist damit verbunden?
- Welche Erinnerungen kommen Ihnen in den Sinn?
- Worauf achten Sie in Ihrer Umgebung, bei den Menschen, auf die Sie treffen?
- Was interessiert Sie? Womit beschäftigen Sie sich, wofür setzen Sie sich ein?
- Welche Bilder tauchen auf, was stellen Sie sich vor?
- Wie geht es Ihnen mit sich selbst, wie fühlen Sie sich selbst gegenüber?
- Was macht Sie aus, welche Eigenschaften, welche Stärken?
- Wie stehen Sie zu anderen?

Vielleicht mögen Sie die Augen schließen und sich Ihr mitfühlendes Selbst, den Teil von Ihnen, der selbstmitfühlend ist, bildlich vorstellen.

Nehmen Sie diesen mitfühlenden Blick nun in eine Übung mit, in der Sie Ihre selbstkritischen Gedanken unmittelbar mit mitfühlenden Gedanken kontrastieren (AB 9, Diedrich, 2016): Die Übung macht sich eine abgewandelte Form der Spaltentechnik (Beck, 2024) zunutze. Schreiben Sie in eine erste Spalte die kritischen Gedanken, die Sie in Bezug auf den Patientensuizid sich gegenüber haben (s. Abb. 3.1). Achten Sie dabei auf den Ton, in dem diese Gedanken gedacht werden. Schreiben Sie anschließend die emotionalen und verhaltensbezogenen Konsequenzen dieser Gedanken auf: Wie fühlen Sie sich, wenn Sie so denken? Und wie verhalten Sie sich? Ersetzen Sie die kritischen Gedanken in der dritten Spalte nun durch mitfühlende Gedanken. Achten Sie hierbei wieder auf den Ton, in dem die Gedanken gedacht werden. Zur Erinnerung: Mitfühlende Gedanken sind dadurch charakterisiert, dass sie voller Wärme, ermutigend und aufhellend sind. Lesen Sie sich die mitfühlenden Gedanken einmal laut vor und notieren Sie dann die emotionalen und verhaltensbezogenen Konsequenzen, die mit diesen Gedanken einhergehen.

Kritische Gedanken durch mitfühlende Gedanken ersetzen

Kritische Gedanken	Emotionale & behaviorale Konsequenzen	Mitfühlende Gedanken	Emotionale & behaviorale Konsequenzen

Abbildung 3.2 Spaltentechnik zur Entwicklung mitfühlender Gedanken (modifiziert nach Diedrich, 2016), zum Ausfüllen auf AB 9

Versuchen Sie, im Alltag von nun an selbstkritische Gedanken immer wieder durch mitfühlende Gedanken zu ersetzen.

Selbstwertlisten

Hier geht es darum, Ihr therapeutisches Selbstwertgefühl (wieder) zu stärken. Möglicherweise fokussieren Sie in Folge des Patient:innensuizids einseitig auf eigene Schwächen. Mit dem Ziel, ein realistischeres und komplexeres Bild von Ihren eigenen Qualitäten zu etablieren, sollten Sie sich daher im Folgenden explizit dazu Gedanken machen, was Sie an sich als Therapeut:in mögen und was Patient:innen und Kolleg:innen an Ihnen als Therapeut:in schätzen könnten (vgl. Chmielewski & Hanning, 2021). Gehen Sie dazu die Fragen von AB 10 durch, lassen Sie sich Zeit und machen Sie das Ganze nur für sich, sodass Sie nicht durch Gedanken wie »Eigenlob stinkt«, »Bescheidenheit ist eine Zier« blockiert werden. Machen Sie sich zu allen Punkten Notizen!

- Welche Eigenschaften mögen Sie (immer noch) an sich als Therapeut:in? Welche Eigenschaften finden Sie okay an sich als Therapeut:in? Welche Kompetenzen haben Sie? Was können Sie gut? Mit welchen Patient:innen und / oder Störungsbildern können Sie gut arbeiten? Welche therapeutischen Techniken mögen und beherrschen Sie?
- Welche Eigenschaften und Fähigkeiten könnten Patient:innen an Ihnen als Therapeut:in mögen? Was könnten Patient:innen an Ihnen sympathisch, angenehm, hilfreich finden? Was für Rückmeldungen haben Sie bereits bekommen?
- Welche Eigenschaften und Fähigkeiten könnten Kolleg:innen an Ihnen als Therapeut:in schätzen? Um welche Kompetenzen und Skills könnten andere Therapeut:innen Sie beneiden?

Ergänzen Sie Ihre Notizen in den folgenden Tagen und Wochen – immer dann, wenn Ihnen noch etwas einfällt oder Sie irgendeine Form von positiver Rückmeldung zu Ihrer therapeutischen Arbeit bekommen. Es geht nicht darum, dass Sie sich irgendwie in ein positives Licht setzen wollen, sondern es geht ausschließlich darum, ein Gegengewicht zu all den negativen Ideen, die Sie aktuell über sich und Ihre Qualitäten als Therapeut:in haben, zu bilden. Es geht also um eine faire und komplexe Bewertung Ihrer selbst: Natürlich gibt es Dinge, die Sie – wie alle Therapeut:innen – weniger gut können oder vielleicht auch schon weniger gut gemacht haben. Es gibt aber genauso Dinge, die Sie gut machen, gut gemacht haben und gut machen werden.

3.4 Trauer

Im Vordergrund der bisherigen Darstellung standen Erlebensweisen, die sich – ausgehend von dem Patientensuizid – vor allem um uns als Therapeut:innen drehen:

- Welche Schuld trage ich an dem Suizid?
- Was denken andere nun von mir?
- Bin ich kompetent?

Das Gefühlsgemisch nach einem Patientensuizid ist zusätzlich geprägt durch Erlebensweisen, die sich auf die verstorbene Person beziehen. In diesem Sinne werden Traurigkeit und Trauer in Folge eines Patientensuizids von vielen Therapeut:innen berichtet (Wurst et al., 2013). Der Tod von Patient:innen ist für Therapeut:innen zumeist dann besonders schwierig, wenn eine langjährige therapeutische Beziehung bestand. Trauer kann aber selbstverständlich auch im Kontext aller anderen Konstellationen von Patientensuiziden aufkommen.

Traurigkeit und Trauer sind absolut angemessene Reaktionen auf einen Patientensuizid und stellen für sich genommen keinen Anlass für therapeutische Interventionen dar.

Tipp

Erlauben Sie sich zu trauern, lassen Sie sich Zeit und suchen Sie sich Menschen, mit denen Sie über die verstorbene Person sprechen können. Machen Sie sich in der Supervision / Intervision Gedanken dazu, ob es passend erscheint, Kontakt zu den Angehörigen aufzunehmen und – das Einverständnis der Angehörigen vorausgesetzt – an der Trauerfeier / Beerdigung der Person teilzunehmen. Die eigene Traurigkeit und das eigene Entsetzen in einer Kondolenzkarte zum Ausdruck zu bringen, erscheint grundsätzlich angemessen. Es besteht zudem immer die Möglichkeit, das Grab der verstorbenen Person zu besuchen oder ein privates Abschiedsritual vorzunehmen.

Der Trauerprozess kann in Folge eines Patientensuizids dadurch erschwert werden, dass wir als Therapeut:innen vielfach eher alleine sind mit unserer Trauer: Wir haben typischerweise weder Zugang zu anderen Leuten, die die verstorbene Person kannten, noch nehmen wir an Gedenkveranstaltungen teil. Und selbst dann, wenn wir in einem multiprofessionellen Team arbeiten, ist die Beziehung zur verstorbenen Person oftmals so unterschiedlich, dass auch Trauer sehr verschieden erlebt und verarbeitet wird. Sollten Sie den Eindruck haben, dass Sie eine intensivere Auseinandersetzung benötigen, um sich von der verstorbenen Person verabschieden zu können, dann würden wir Ihnen die beiden folgenden Interventionen empfehlen:

- Brief an die verstorbene Person (Whisenhunt et al., 2017)
- Expressives Schreiben (Pennebaker, 2010)

Beide Interventionen werden im Folgenden beschrieben.

Brief an die verstorbene Person

Einen Brief an die verstorbene Person zu schreiben, kann dabei helfen, sich seiner Gedanken und Gefühle gegenüber der Person klarer zu werden, den Tod zu realisieren und zu akzeptieren sowie Unausgesprochenes zum Ausdruck zu bringen. Nehmen Sie sich Zeit, um den Brief zu schreiben. Schreiben Sie absolut ehrlich und »ungeschminkt«. Sie schreiben den Brief für die verstorbene Person und für sich – für niemand anderen! Die folgenden Hinweise können Sie bei der Strukturierung des Briefes nutzen.

(1) Beginnen Sie den Brief mit einer kurzen Beschreibung davon, wie es Ihnen ergangen ist, als Sie davon gehört haben, dass die Person sich das Leben genommen hat.
(2) Schreiben Sie auf, was Sie darüber denken, dass die Person sich das Leben genommen hat. Schreiben Sie auf, welche Gefühle hiermit einhergehen.
(3) Reflektieren Sie, was die Person, um die Sie trauern, und deren Suizid für Ihr Leben (jetzt und in Zukunft) bedeuten.
(4) Schreiben Sie auf, was Sie sich von der Person gewünscht hätten. Schreiben Sie zudem auf, was Sie sich gewünscht hätten, für die Person getan zu haben.
(5) Bringen Sie zuletzt zum Ausdruck, ob und inwieweit Sie den Tod der Person akzeptieren können.

Wenn Sie mögen, dann können Sie auch noch einen Brief aus der Perspektive der verstorbenen Person an sich selbst schreiben. Die folgenden Fragen können Sie nutzen, um einen solchen Brief zu strukturieren.

(1) Was denken Sie, wie würde die Person ihre Entscheidung, sich zu suizidieren, begründen?
(2) Wie würde die Person den Suizid im Nachhinein selbst bewerten? War es ein Kurzschluss oder eine geplante Handlung?
(3) Welche Bedeutung hatten Sie bzw. Ihre Behandlung für die Entscheidung der Person, sich zu suizidieren?
(4) Warum hat die Person nicht klarer / intensiver auf ihre Not hingewiesen?
(5) Was möchte die Person Ihnen noch mitgeben?

Schreiben Sie diesen Brief bestenfalls erst dann, wenn der Suizid schon etwas zurückliegt und Sie bereits Distanz zu dem Erlebten gewinnen konnten. Andernfalls besteht die Gefahr, dass beide Briefe zu einer einseitigen Selbstanklage verkommen.

Expressives Schreiben

Expressives Schreiben wurde in den vergangenen Jahren in zahlreichen Trauertherapien als Behandlungsmethode integriert und wissenschaftlich überprüft (Wagner, 2019). Darüber hinaus liegen diverse Studien vor, die zeigen, dass expressives Schreiben mit einer Reduktion von (posttraumatischem) Stress, Niedergeschlagenheit und Angst assoziiert ist (Guo, 2023; Pavlacic et al., 2019). Beim expressiven Schreiben werden Personen dazu angehalten, an mehreren aufeinanderfolgenden Tagen ihre tiefsten Gedanken und Gefühle zu einem persönlich belastenden Erlebnis offen und ehrlich zu erkunden und niederzuschreiben (Pennebaker, 2010). Das Schreiben unterstützt Trauernde darin, Struktur in ihre Gedanken zu bringen und sich auf einzelne Aspekte des Verlustes zu konzentrieren.

Wenn Sie die Methode ausprobieren möchten, um sich mit dem Suizid Ihres Patienten oder Ihrer Patientin zu beschäftigen, dann sollten Sie verschiedene Punkte beachten, die sich als wichtig für die Wirksamkeit erwiesen haben (Pennebaker 2001, 2010):

- Schreiben Sie über **Erlebensweisen und Gefühle**, die Sie im Zusammenhang mit dem Patientensuizid stark beschäftigen. Vielfach kommt es während des Schreibens dazu, dass man mehr und mehr auch über andere Themen zu schreiben beginnt. Solange diese Themen von emotionaler Bedeutung sind, d. h. solange diese Themen Sie berühren, sollten Sie weiterschreiben. Wenn Sie hingegen anfangen, über die Einkaufsliste für den Nachmittag oder andere ablenkende Dinge zu schreiben, sollten Sie innehalten und zum eigentlichen Thema zurückkommen.
- Schreiben Sie **ohne Unterbrechung für mindestens 20 Minuten** an mindestens vier aufeinanderfolgenden Tagen. Wenn Sie gerne länger oder häufiger schreiben möchten, dann können Sie dies tun.
- Schreiben Sie **nur für sich selbst und für niemand anderen** – ansonsten besteht die Gefahr, dass Sie beim Schreiben weniger frei sind, sich selbst zensieren bzw. ein bestimmtes Bild von Ihnen kreieren möchten. Sie schreiben keinen Brief, kein Buch und keinen Blog. Kümmern Sie sich nicht um Ausdruck, Rechtschreibung und Grammatik. Das expressive Schreiben ist nur dann hilfreich, wenn Sie wirklich ehrlich mit sich und Ihrem Erleben sind. Intellektualisierungen und Beschönigungen werden Ihnen nicht weiterhelfen. Verstecken Sie Ihre Aufzeichnungen, falls Sie Sorge haben, dass jemand anderes sie lesen könnte.
- Manchen Menschen hilft es, **jeden Tag zur gleichen Zeit und am gleichen Ort** zu schreiben, also ein persönliches Schreibritual zu etablieren. Viele Menschen fühlen sich nach dem Schreiben vorübergehend traurig und niedergeschlagen. Das ist normal. Es zeigt, dass Sie sich wirklich mit für Sie wichtigen Themen intensiv auseinandergesetzt haben. Diese Gefühle halten in der Regel nicht lange an. Gleichwohl sollten Sie sicherstellen, dass Sie nach dem Schreiben noch etwas Zeit für sich haben und nicht unmittelbar einen Termin wahrnehmen müssen.

- Wenn Sie den Eindruck haben, dass das Thema Sie aktuell überfordert, dann schreiben Sie nicht darüber!

Wenn Sie sich mit den Rahmenbedingungen vertraut gemacht haben, geht es noch darum, die Perspektive des Schreibens zu klären. Sie können einfach schauen, wohin das Schreiben Sie führt. Sie können aber auch versuchen, das Erlebte aus verschiedenen Perspektiven zu betrachten. Nutzen Sie dafür die folgenden Hinweise (Pennebaker, 2010):

- Schreiben Sie *am ersten Tag* über den Patientensuizid selbst und darüber, wie Sie sich im Nachgang fühlten und was Sie gedacht haben. Schreiben Sie auch, wie Sie sich heute fühlen, wenn Sie über das Ereignis nachdenken. Versuchen Sie, Ihren Gedanken und Gefühlen wirklich auf den Grund zu gehen und rückhaltlos aufzuschreiben, wie es Ihnen in der Situation ging und wie es Ihnen heute geht. Explorieren Sie neugierig Ihre tiefsten Empfindungen zu dem Erlebten.
- Versuchen Sie *am zweiten oder dritten Tag*, das belastende, schwierige oder verunsichernde Ereignis zu anderen Bereichen in Ihrem Leben in Bezug zu setzen – z. B. zu Ihren Beziehungen zu Kolleg:innen und Vorgesetzten, zu Ihrem Umgang mit Patient:innen, zu der Art, wie Sie über sich als Therapeut:in denken, wie Sie grundsätzlich über Suizide denken. Wie beeinflusst das Ereignis oder Ihr Umgang damit Ihr heutiges (Berufs-)Leben?
- Gehen Sie *am vierten Tag* schließlich dem Einfluss des Ereignisses auf Sie als Person nach: Wie hat das Ereignis Ihr Leben geprägt? Wie prägt es Sie heute? Wie hat es zu dem beigetragen, wie Sie heute sind? Inwiefern ist das Ereignis möglicherweise charakteristisch für Sie und Ihr Leben?

Ganz wichtig ist, dass Sie wirklich offen und ehrlich mit sich sind – egal, unter welcher Perspektive Sie sich dem Erlebten gerade annähern. Das Schreiben ist eine gute Gelegenheit, Gedanken und Gefühle zu äußern, die Sie sich möglicherweise nicht trauen, jemand anderem zu erzählen. Sie schreiben nur für sich. Verzichten Sie darauf, sich für das Ereignis oder Ihren Umgang damit anzuklagen, sondern setzen Sie sich neugierig mit Ihren Empfindungen auseinander.

Weitere Hinweise zum Schreiben sowie diverse Ideen für Variationen des Schreibprozesses finden Sie bei Pennebaker (2010).

Umgang mit imaginierten Bildern vom Suizid

Im Fall, dass Sie – wie Angehörige von Suizidant:innen zum Teil auch – mit Vorstellungsbildern vom verzweifelten und grausamen Suizid der verstorbenen Person zu kämpfen haben, können Sie eine von Wagner (2019) beschriebene Schreibaufgabe nutzen. Die Schreibübung dient dazu, sich klarer darüber zu werden, dass es kein »echtes« Wissen über die letzten Stunden der verstorbenen Person gibt. Vieles, was wir uns vorstellen, ist reine Spekulation. Wir können einfach nicht sicher wissen, ob die Person im Vorfeld der Suizidhandlung verzweifelt war, sich in einem inneren Aufruhr befunden, auf Rettung gehofft hat und einen qualvollen Tod sterben musste. Viele Tötungsmethoden führen sehr schnell zu Bewusstlosigkeit oder Tod. Aus Berichten über Personen, die kurz vor einem Suizid standen, wird oft deutlich, dass sie im Vorfeld der Suizidhandlung ruhig und entschlossen gewirkt haben (Owens et al., 2019). Nicht wenige scheinen sich sogar in einer Art dissoziativem Zustand zu befinden (Michel, 2023).

Übung

Eine sachliche Auseinandersetzung mit dem, was wir über den Sterbeprozess der Person wissen, kann helfen, imaginierte Bilder zu entschärfen und den Suizid besser anzunehmen. Nutzen Sie die folgende Schreibinstruktion, um sich mit dem Thema auseinanderzusetzen:

»Für den folgenden Text schreiben Sie bitte auf, wie Sie sich die letzten Stunden vor dem Suizid des Menschen, um den Sie trauern, vorstellen. In welchem Zustand befand sich Ihrer Ansicht nach die verstorbene Person, welche Bilder tauchen bei Ihnen auf? In einem ersten Schritt besteht Ihre Aufgabe darin, nur die Begebenheiten und Details aufzuschreiben, über die *Sie wirklich genau wissen, dass sich diese so zugetragen haben* und nicht, was Sie vermuten, wie sich der verstorbene Mensch in den letzten Stunden gefühlt hat. Versuchen Sie, den Text sehr sachlich zu schreiben (z. B. ›Er ging entschlossen aus dem Haus.‹) Wenn Sie mit dem Text fertig sind, lesen Sie den Text noch einmal durch und streichen jetzt alle Textteile heraus, von denen Sie nicht genau wissen, ob diese tatsächlich so stattgefunden haben (z. B. ›Er hatte große Panik und weinte.‹; ›Sie hoffte, dass ich in letzter Minute komme und sie vom Suizid abhalte.‹) Achten Sie sehr genau darauf, dass alle Textteile gestrichen werden, von denen Sie nur vermuten, dass sie vielleicht so für die verstorbene Person gewesen seien. Wenn Sie diesen überarbeiteten Text nun vor sich liegen haben und diesen noch einmal sehr bewusst durchlesen, was verändert sich für Sie?« (Wagner, 2019, S. 69)

Nutzen Sie AB 11, um diese Übung zu verschriftlichen.

3.5 Sinnerleben

Das Erleben eines Patientensuizids wirft Fragen auf, die weit über den aktuellen Moment hinausgehen.

- Hat Psychotherapie überhaupt einen Sinn?
- Ist es möglich, Menschen mit Psychotherapie zu helfen?
- Ist es mir möglich, Menschen auf diesem Weg zu helfen?
- Bin ich der Arbeit noch gewachsen?

Der Effekt von Psychotherapie allgemein (Cuijpers et al., 2025; Leichsenring et al., 2023) und von psychotherapeutischer Suizidprävention (Sobanski et al., 2021; Witt et al., 2021) ist gut belegt. Gleichzeitig gibt es keinen Bereich der Psychotherapie, der nicht von einer weiteren Optimierung profitieren könnte. Und ja, die Remissions- und Responseraten sind vielfach niedriger, als man es sich wünschen würde (Cuijpers et al., 2021).

Wichtig

Egal, welches Therapieverfahren und welches Störungsbild wir uns angucken, es gibt immer einen nicht unbedeutenden Prozentsatz an Patient:innen, denen wir nicht gut helfen können. Dies gilt sogar dann, wenn wir uns hocheffektive Verfahren wie Expositionstherapien bei Angststörungen anschauen (Springer et al., 2018). Es stimmt aber auch, dass Psychotherapien für nicht wenige Menschen absolut lebensverändernd sind und dass die Psychotherapie im Vergleich zu anderen Maßnahmen sowohl zur Überwindung psychischer Probleme als auch zur Überwindung suizidalen Erlebens das effektivste Verfahren darstellt, das wir derzeit haben (Witt et al., 2021).

Es geht nicht darum, Sie davon überzeugen zu wollen, dass Sie in jedem Fall Therapeut:in bleiben sollen. Es geht ausschließlich darum, zu verhindern, dass Sie aus einem Moment der Verzweiflung und Anstrengung heraus Ihr bisheriges Lebenskonzept aufkündigen. Wenn Sie keine Therapeut:in mehr sein können oder sein wollen, dann ist das so. Diese Entscheidung läuft Ihnen aber nicht davon und deshalb ist es sinnvoll, sehr genau – und bestenfalls gemeinsam mit anderen – zu prüfen, ob es eine so weitreichende Veränderung wirklich braucht. Hoffmann und Hofmann (2020, 151 ff.) schlagen verschiedene Fragen vor, die in einer solchen Situation helfen können, die eigene Einschätzung zu überdenken (s. auch AB 12):

(1) Vergegenwärtigen Sie sich die Gründe und die Entwicklung, die dazu geführt haben, dass Sie den Beruf des/der Psychotherapeut:in ergriffen haben: Auf welche Vorlieben, Interessen und Talente gründete sich Ihre Entscheidung? Haben die Motive, die damals ausschlaggebend waren, heute ihre Gültigkeit verloren?

(2) Erinnern Sie sich an einige der Patient:innen, die Sie im Laufe Ihrer Berufstätigkeit kennengelernt haben, die Sie sehr angerührt haben und denen Sie gut helfen konnten. Denken Sie auch an all die suizidalen Patient:innen, die Sie behandelt haben, und die sich *nicht* das Leben genommen haben. Vergegenwärtigen Sie sich den Zustand dieser Patient:innen am Anfang der Therapie und bei ihrer Beendigung. Was schließen Sie hieraus?

(3) Beobachten Sie aktuelle sinnstiftende Erlebnisse bei Ihren Therapien und sammeln Sie sie: Episoden, in denen Patient:innen und Sie eine besonders gute therapeutische Arbeitsbeziehung gebildet haben, Therapiesitzungen, in denen Patient:innen plötzlich einen »Entwicklungssprung« gemacht haben, oder Momente, in denen Sie in der Rolle als Therapeut:in aufgegangen sind.

(4) Überlegen Sie, ob Sie Ihre Arbeit »anreichern« können, indem Sie neue Interessen/Spezialisierungen aufbauen, neue Techniken erlernen und ausprobieren, sich ausführlicher mit einem besonderen Störungstyp beschäftigen usw.

(5) Vergegenwärtigen Sie sich noch einmal, welchen Stellenwert Ihre Arbeit in Ihrem Leben einnimmt, welche Ressourcen sie Ihnen bereitstellt, welche sozialen Vorteile

sie Ihnen verschafft usw. Prüfen Sie auch, was es persönlich für Sie bedeutet, Psychotherapie zu betreiben, um mit Menschen zu arbeiten.

(6) Fragen Sie sich schließlich, welche ernsthaften und praktikablen Alternativen Sie zu Ihrer jetzigen Arbeit hätten. Welche Vor- und Nachteile gingen damit einher?

Beantworten Sie diese Fragen auf AB 12 schriftlich und lassen Sie sich für die Beantwortung der Fragen ruhig mehrere Tage Zeit. Ergänzen Sie Dinge, die Ihnen im Verlauf der Auseinandersetzung einfallen, diskutieren Sie die Fragen mit anderen und überlegen Sie auch, welche Veränderungen Ihrer therapeutischen Arbeit zu Ihrer Entlastung und vermehrtem Sinnerleben beitragen könnten. Mit Blick auf Letzteres sei erwähnt, dass nicht wenige, die von dem Thema Suizid betroffen sind, im Nachgang dieser Erfahrung angefangen haben, sich im Bereich der Suizidprävention zu engagieren (Hines, 2013; Joiner, 2005).

Beispiel

Für den Bereich der Patientensuizide gilt dies für Rachel Gibbons, eine Psychiaterin aus England. Gibbons (2025) beschreibt, dass sie als Berufsanfängerin in rascher Abfolge den Suizid von drei Patient:innen erleben musste, dass sie durch diese Erfahrung traumatisiert gewesen sei und sich nur absolut unzureichend unterstützt gefühlt habe. In der Folge hat sie angefangen, sich klinisch-therapeutisch und wissenschaftlich (Gibbons, 2024; Oates & Gibbons, 2022) mit dem Thema Patientensuizide zu beschäftigen. Ihre eigene Betroffenheit hat Gibbons somit dafür genutzt, auf das Thema aufmerksam zu machen und eine Infrastruktur für Betroffene zu schaffen (www.rcpsych.ac.uk/members/workforce-wellbeing-hub/if-a-patient-dies-by-suicide).

Niemand von uns muss dem Beispiel von Rachel Gibbons folgen. Es ist – wie gesagt – auch völlig okay, sich aus dem Bereich zurückzuziehen. Vielleicht können Sie Ihre eigene Erfahrung perspektivisch aber dafür nutzen, um Kolleg:innen, die Ähnliches erlebt haben, supervisorisch / intervisorisch besonders gut zu unterstützen, um die Unterstützungskultur in der Einrichtung, in der Sie arbeiten, zu verbessern oder um Angehörige, die einen Suizid verarbeiten müssen – durch die geteilte Erfahrung – besonders kundig therapeutisch zu unterstützen (s. Abschn. 5.7).

3.6 Selbstwirksamkeit

Der Begriff Selbstwirksamkeit meint die subjektive Gewissheit, neue oder schwierige Anforderungssituationen mithilfe eigener Kompetenzen und Ressourcen bewältigen zu können. Therapeut:innen mit einer hohen Selbstwirksamkeitserwartung haben also Vertrauen in die eigene Kompetenz, auch schwierige therapeutische Situationen zu bewältigen: Ich habe meine Arbeit im Griff. Es kann Komplikationen geben, aber in den allermeisten Fällen werde ich damit fertig.

Nach einem Patientensuizid ist dieses Vertrauen – zumindest mit Blick auf den Umgang mit suizidalen Patient:innen – vielfach nachhaltig gestört. Die Konfrontation mit der Realität eines Suizids und der Unvorhersehbarkeit suizidalen Verhaltens ist eine erschütternde Erfahrung. Alle Therapeut:innen wissen um die theoretische Möglichkeit und die Wahrscheinlichkeit eines Patientensuizids, dieses Wissen bereitet einen aber nur unzureichend auf die tatsächliche Erfahrung vor. Im Nachgang eines Patientensuizids ändern daher nicht wenige Therapeut:innen ihre Arbeitsroutine: Risikoabschätzungen werden häufiger und / oder ausführlicher durchgeführt, Kolleg:innen werden schneller ins Gespräch hinzugezogen, Patient:innen werden aus dem ambulanten Setting schneller ins stationäre Setting überführt usw. (Leaune et al., 2019). Entsprechende Änderungen müssen nicht grundsätzlich verkehrt sein, sie sollten aber nicht unreflektiert vorgenommen werden. Es muss darauf geachtet werden, dass das Therapeutenwohl nicht über das Patientenwohl gestellt wird.

Der Wunsch, die Arbeit mit suizidalen Patient:innen grundsätzlich aufzugeben oder zu reduzieren, ist nachvollziehbar. Er stellt vor dem Hintergrund der hohen Prävalenz suizidalen Erlebens und Verhaltens (Teismann et al., 2024) sowie der Tatsache, dass suizidale Krisen schnell eskalieren können (auch bei Personen, die zuvor kein suizidales Erleben berichten; Bryan et al., 2023), aber keine Option dar. Wenn man im therapeutischen Bereich bleibt, dann wird man auch wieder mit suizidalen Patient:innen zu tun haben. Die Frage ist nun, welches Wissen, welche Unterstützung, welche Rahmenbedingungen und welche Haltung man braucht, um sich dieser Aufgabe (wieder) gewachsen zu fühlen (s. auch AB 13).

- ▶ Stellen Sie sich vor, dass Sie erneut mit einer suizidalen Person therapeutisch arbeiten müssen. Was macht Ihnen an dieser Vorstellung aktuell vor allem Angst oder bereitet Ihnen Sorge?
- ▶ Welche Unterstützung (personell / institutionell) benötigen Sie, um sich trotz dieser Angst / Sorge um die suizidale Person therapeutisch kümmern zu können?
- ▶ Wer kann Ihnen diese Unterstützung bieten? Mit wem müssen Sie sprechen? Wer sollte Sie begleiten?
- ▶ Welche Rahmenbedingungen brauchen Sie, um mit der suizidalen Person arbeiten zu können?
- ▶ Sind diese Rahmenbedingungen an Ihrer derzeitigen Arbeitsstelle gegeben? Wenn nein: Können Sie diese einfordern?
- ▶ Welche Informationen brauchen Sie? Welche therapeutischen Kompetenzen müssen Sie auffrischen / ausbauen?
- ▶ Was sind Ihre Grenzen für die Arbeit mit suizidalen Patient:innen?
- ▶ Wie können Sie sich darin erinnern, dass Sie sich diese Grenzen gesetzt (und erlaubt) haben?

Grenzen in der Arbeit mit suizidalen Patient:innen können sich darauf beziehen, dass man nur mit suizidalen Patient:innen arbeitet,

- die sich zu Therapiebeginn auf ein Anti-Suizid-Versprechen (Bohus, 2024) oder eine Behandlungsvereinbarung (Bryan & Rudd, 2025) einlassen,
- die sich bereit erklären, an einer ausreichenden Anzahl an Therapiesitzungen teilzunehmen (vgl. James, 2005) oder
- die Erlaubnis geben, Angehörige im Notfall kontaktieren zu dürfen.

3

Grenzen können sich auch darauf beziehen, dass man Patient:innen zu Behandlungsbeginn darüber informiert, dass es bei einem Suizidversuch in der laufenden Behandlung zu einem Behandler:innenwechsel kommt, oder man klare Regeln darüber aufstellt, wann eine stationäre Behandlung erforderlich ist. Wichtig ist, dass all diese Informationen zu Therapiebeginn transparent mit Patient:innen besprochen werden. Der informierte Konsens gilt auch bei der Arbeit mit suizidalen Patient:innen (BÄK et al., 2022; Rudd et al., 2009). Reflektieren Sie entsprechende Grenzen in jedem Fall auch in der Supervision / Intervision.

In Ergänzung zu den genannten Punkten ist es zudem sinnvoll, die persönliche Haltung in Bezug auf suizidale Patient:innen und deren Behandlung zu klären.

- Wofür bin ich als Therapeut:in in der Behandlung suizidaler Patient:innen verantwortlich?
- Wofür sind suizidale Patient:innen (in der Behandlung) verantwortlich?
- Wie muss mein therapeutisches Angebot an suizidale Patient:innen aussehen, um ein gutes Angebot gemacht zu haben?

Ohnmachtsfalle und Allmachtsfalle

Mit Blick auf die Behandlung suizidaler Patient:innen kontrastieren Eink und Haltenhof (2009) zwei gleichermaßen ungünstige Haltungen: die *Ohnmachtsfalle* und die *Allmachtsfalle*.

- Unter dem Begriff der **Ohnmachtsfalle** subsummieren sie Einstellungen, die dadurch geprägt sind, dass professionelle Helfer:innen sich als unwichtig und machtlos erleben, weil sie Suizidhandlungen als Resultat einsamer Entscheidungen verstehen, auf die von außen kaum Einfluss genommen werden kann. Diese Einschätzung entspricht weder der klinischen Erfahrung noch den Ergebnissen einer Vielzahl von Untersuchungen zur Effektivität suizidpräventiver Maßnahmen (Teismann, 2023; Witt et al., 2021).
- Die **Allmachtsfalle** ist durch die entgegengesetzte Annahme, Suizidhandlungen seien bei guter professioneller Kompetenz immer zu verhindern, charakterisiert. Bedenklich an dieser Annahme ist natürlich der Umkehrschluss, der nahelegt, dass suizidale Handlungen stets in der Verantwortung der behandelnden Therapeut:innen liegen. Auch diese Einschätzung ist falsch: Suizidale Entschlüsse sind Folge eines hochdynamischen Geschehens und können somit selbst für die »beste« therapeutische Intervention unzugänglich bleiben.

Nach allem, was Sie in diesem Buch gelesen haben, sollte klar geworden sein, dass eine angemessene Haltung irgendwo zwischen Allmacht und Ohnmacht liegt: Wir können Patient:innen ein sehr gutes Angebot machen und wir können viel dafür tun, dass Patient:innen ein Suizid nicht wie ein Unfall, aus einem Moment heraus, passiert. Wir werden aber nie verhindern können, dass Patient:innen sich trotzdem für einen Suizid entscheiden.

Übung

Stellen Sie sich vor diesem Hintergrund abschließend vor, dass Sie in den kommenden Jahren bis zu Ihrem 67. Geburtstag weiterhin als Therapeut:in gearbeitet haben und glücklich in Ihrem Beruf waren. Sie haben möglicherweise Ihre Stellen mehrfach gewechselt, insgesamt ist es aber gut für Sie gelaufen.

- Was möchten Sie darüber erzählen, wie Sie mit der Behandlung von suizidalen Patient:innen zurechtgekommen sind?
- Was möchten Sie darüber erzählen, wie Sie mit Suizidversuchen und Suiziden von Patient:innen zurechtgekommen sind?

4 Äußere Anforderungen

Patientensuizide bringen es mit sich, dass Therapeut:innen nicht nur mit ihren eigenen Emotionen und belastenden Gedanken zurechtkommen müssen, sondern gleichzeitig gefordert wird, professionell – aus der Rolle als Therapeut:in heraus – zu agieren: Sie müssen für Angehörige da sein und sich im stationären Setting um Mitpatient:innen der verstorbenen Person kümmern und gegebenenfalls an einer Suizidkonferenz teilnehmen. In manchen Fällen müssen sie zudem auch noch der Polizei und der Staatsanwaltschaft Rede und Antwort stehen. All diese Anforderungen können absolut überfordernd sein. Sie müssen sehr genau darauf achten,

- wozu Sie in der akuten Situation in der Lage sind,
- welche Aufgaben Sie (wenn möglich) verschieben oder delegieren müssen und
- wen Sie zur Unterstützung in Gespräche mit hineinnehmen.

Im Folgenden soll es darum gehen, Sie ein Stück weit auf diese verschiedenen äußeren Anforderungen vorzubereiten.

4.1 Angehörige

Wenn Sie mit Angehörigen im Rahmen eines Patientensuizides in Kontakt sind bzw. einen solchen Kontakt anbahnen, ist es hilfreich, deren besondere Rolle und mögliche Belastungen bereits im Vorfeld des Suizides zu verstehen. In Ihrer Arbeit werden Sie auf unterschiedliche familiäre Konstellationen treffen:

- Manche Angehörige berichten, dass sie keinerlei Anzeichen für eine suizidale Krise wahrgenommen haben.
- Andere wussten von psychischen Erkrankungen, schätzten die Situation aber nicht als lebensbedrohlich ein.
- Wieder andere lebten über längere Zeit mit der ständigen Sorge vor einem Suizid.

Besonders in letzteren Fällen ist das familiäre Umfeld oft durch selbstverletzendes Verhalten, Suchterkrankungen oder wiederholte Klinikaufenthalte des Familienangehörigen bereits vor dem Suizid stark belastet. Viele Angehörige von Menschen mit suizidalem Erleben und Verhalten sind deswegen über Jahre hinweg selbst in einer außergewöhnlichen Stress- und Belastungssituation, ohne aber zwangsläufig Hilfe in Anspruch genommen zu haben. Die Sorge um die suizidgefährdete Person stand im Vordergrund und die eigene Belastung wurde oft verdrängt oder gar nicht bewusst wahrgenommen (Hofmann & Wagner, 2024a).

Viele Angehörige haben sich im Vorfeld des Suizides intensiv um professionelle Hilfe für das erkrankte Familienmitglied gekümmert, sie haben Therapien und Klinikaufenthalte organisiert und den Kontakt zu Fachpersonen gesucht. Dennoch erleben nicht wenige, dass ihre Hinweise bei professionellen Ansprechpartner:innen nicht immer ernst genommen oder sie in therapeutische Prozesse nicht eingebunden wurden (Hofmann et al., 2025). Diese Erfahrung kann nach einem Suizid zu Schuldzuschreibungen gegenüber den behandelnden Fachpersonen und der Klinik führen und das Gefühl verstärken, im Vorfeld nicht ausreichend gehört oder unterstützt worden zu sein.

Wichtig

Als Therapeut:in ist es hilfreich, sich dieser Dynamiken bewusst zu sein, um Angehörige nach einem Suizid besser begleiten und ihre zum Teil schlechten persönlichen Erfahrungen mit dem Kliniksetting verstehen zu können. Sie als Therapeut:innen können dazu beitragen, dass Angehörige sich gesehen und gehört fühlen – und zwar nicht nur als »Mitbetroffene«, sondern als Menschen, die oft über lange Zeit hinweg eine stille, aber tragende Verantwortungsrolle in der gesundheitlichen Versorgung der verstorbenen Person übernommen haben.

Ein Suizid beendet nicht nur das Leben der verstorbenen Person, sondern hat tiefgreifende und langfristige emotionale sowie soziale Auswirkungen auf die Hinterbliebenen. Studien zeigen, dass durchschnittlich sechs bis zehn nahestehende Personen unmittelbar betroffen sind (Andriessen & Krysinska, 2012). Ein Suizid einer nahestehenden Person unterscheidet sich in der Trauerverarbeitung wesentlich von anderen Todesumständen (Wagner & Hofmann, 2020).

Typische Reaktionen sind unter anderem

- Schuldgefühle,
- das Erleben von Mitverantwortung,
- intensive Sinn- und Warum-Fragen,
- Gefühle der Zurückweisung sowie
- Wut auf die verstorbene Person (Jordan & McIntosh, 2011).

Die Angehörigen haben ein deutlich erhöhtes Risiko für affektive Störungen, eigenes suizidales Verhalten, posttraumatische Belastungsstörungen sowie Angst- und Suchterkrankungen (Erlangsen et al., 2017). In einer deutschen Befragungsstudie erfüllten 12 % die Kriterien einer komplexen Posttraumatischen Belastungsstörung (PTBS), 5 % die einer klassischen PTBS, 22 % litten unter einer anhaltenden Trauerstörung und 42 % zeigten mindestens mittelgradige depressive Symptome (Hofmann & Wagner, 2024b).

Für Ihre Arbeit im Kontakt mit Angehörigen bedeutet das, dass diese nach einem Suizid sehr vulnerabel sind und einen besonders achtsamen Umgang bedürfen.

Auch innerhalb der Familie verändert sich häufig die Kommunikation nach einem Suizid. Gespräche werden distanzierter und weniger offen. Nicht selten wird der Suizid gegenüber dem sozialen Umfeld verschwiegen (Dunn & Morrish-Vidners, 1987). Schuldzuweisungen, sowohl innerhalb der Familie als auch gegenüber externen Personen oder Einrichtungen (z. B. gegenüber Behandler:innen oder Klinik), treten besonders in der ersten Phase nach dem Tod häufig auf und spiegeln die Ohnmacht und Hilflosigkeit wider, mit der die Hinterbliebenen in der Situation nach einem Suizid konfrontiert sind.

Besonders herausfordernd wird es für Sie als Therapeut:in im Kontakt mit den Angehörigen, wenn der Suizid im Rahmen professioneller Unterstützung (z. B. während des Klinikaufenthaltes) erfolgt ist. Angehörige setzten große Hoffnung in eine stationäre Behandlung oder in die Psychotherapie. Die Klinik oder das therapeutische Angebot wurde häufig als letzte Instanz wahrgenommen, der man das Leben des geliebten Menschen anvertraut hat. Angehörige gehen in diesen Fällen davon aus, dass der Suizid vermeidbar gewesen wäre: durch ein anderes eigenes Verhalten oder durch ein besseres Eingreifen der Behandelnden. Diese Vorstellung führt oft zu Schuldgefühlen und Schuldzuweisungen, die sich in Vorwürfen wie unterlassener Hilfeleistung oder Behandlungsfehlern äußern können, bis hin zur Androhung rechtlicher Schritte gegenüber Ihnen als Therapeut:in (Wolfersdorf et al., 2001).

Gleichzeitig gibt es nicht wenige Angehörige, die sich – vielleicht auch nach anfänglichen Vorwürfen – offen für Gespräche mit dem therapeutischen Team zeigen bzw. sich über eine Kontaktaufnahme freuen. In solchen Gesprächen können Sie durch Psychoedukation dazu beitragen, neue Perspektiven auf das suizidale Geschehen für die Angehörigen zu eröffnen (s. Abschn. 1.1). Diese nachträgliche Auseinandersetzung kann das Verhältnis zwischen Angehörigen und Behandelnden entspannen und den Trauerprozess konstruktiv unterstützen (Wolfersdorf et al., 2001). Eine traumasensible Nachsorge der Angehörigen ist in diesen Fällen besonders wichtig. Sie können durch empathische Gespräche, die Weitergabe von Informationsmaterialien und Hinweise auf Selbsthilfegruppen (z. B. AGUS-Gruppen), örtliche Trauergruppen oder psychotherapeutische Angebote (s. Abschn. 7.5) einen wertvollen Beitrag leisten.

Wichtig

In den Wochen und Monaten nach einem Suizid können auf Seiten der Angehörigen Schuldzuweisungen nach außen dominieren, etwa durch die Annahme, dass Klinikpersonal oder Therapeut:innen die Ernsthaftigkeit der Lage nicht erkannt oder falsch eingeschätzt haben. Dies kann zu Vorwürfen bis hin zu juristischen Drohungen führen.

Dementsprechend ist es völlig normal, mit Ängsten in ein solches Angehörigengespräch hineinzugehen. Nehmen Sie sich daher gegebenenfalls eine vertraute Kollegin oder einen vertrauten Kollegen mit in das Angehörigengespräch und machen Sie sich bewusst, dass Ihre Haltung einen entscheidenden Einfluss auf die Gesprächsbereitschaft und -gestaltung haben kann. In einer Studie von Schmid und Kollegen (2008) gab die Mehrzahl der befragten Angehörigen nach einem Kliniksuizid an, dass sie sich sowohl mehr Initiative zum Gespräch vonseiten der Klinik unmittelbar nach dem Suizid oder zu einem späteren Zeitpunkt gewünscht hätten, als auch eine unmittelbare therapeutische Betreuung direkt nach dem Suizid. Auch wenn die Situation für Sie als Therapeut:in belastend ist, können Gesprächsangebote von Ihrer Seite für die Hinterbliebenen somit eine wertvolle Ressource sein. Sie bieten ihnen nicht nur Raum für Klärung und Mitgefühl, sondern auch die Möglichkeit, den Angehörigen in ihrer Trauer und ihrem Bedürfnis nach Verständnis zu begegnen.

Übergabe persönlicher Gegenstände

Im Kontext von Suiziden im stationären Setting kommen Angehörige häufig in den ersten Tagen nach einem Suizid in die Klinik, um die persönlichen Gegenstände der verstorbenen Person abzuholen. Für viele ist dies ein sehr emotionaler Moment, der nicht nur den Verlust greifbar macht, sondern sie auch mit der letzten Umgebung (z. B. das Zimmer des Patienten oder der Patientin) des geliebten Menschen konfrontiert. Als Therapeut:in oder Klinikmitarbeiter:in können Sie durch ein sensibles und respektvolles Vorgehen wesentlich dazu beitragen, diesen schwierigen Schritt für die Hinterbliebenen etwas zu erleichtern. Überlegen Sie gemeinsam mit dem Team, wie die Übergabe gestaltet werden kann: Manche Angehörige möchten selbst die persönlichen Gegenstände zusammenpacken, andere sind dankbar, wenn die Gegenstände bereits vorsortiert und in einer Tasche oder einem Karton von den Mitarbeiter:innen der Klinik bereitgestellt wurden (Menzel & Brieger, 2021). Ein ruhiger Raum, in dem die Übergabe stattfinden kann, sowie eine empathische Begleitung können den Angehörigen helfen, den Moment würdevoll zu gestalten. Überlegen Sie vorab, ob Sie diesen Termin für ein ausführlicheres Gespräch mit den Angehörigen nutzen möchten oder ob Sie den Anlass nur dazu nutzen wollen, um ein ausführliches Gespräch anzubieten und einen Termin zu vereinbaren.

Schweigepflicht gegenüber den Angehörigen

Im Vorfeld eines Angehörigengesprächs müssen Sie sich Klarheit darüber verschaffen, welche Informationen Sie mit Angehörigen teilen dürfen und welche nicht. Die ärztliche Schweigepflicht erlischt nicht mit dem Tod einer Patientin oder eines Patienten, sondern besteht nach einem Suizid weiterhin fort. Es gibt somit vonseiten der Behandler:innen kein generelles Auskunftsrecht gegenüber den Angehörigen. Die rechtliche Grundlage ist hierbei insbesondere in § 630g BGB, der die Einsichtnahme in die Patientenakte regelt (s. Tab. 4.1), beschrieben. Danach können Erben Einsicht verlangen, wenn sie *ver-*

mögensrechtliche Interessen geltend machen wollen (z. B. Prüfung von Behandlungsfehlern, Durchsetzung von Schadensersatzansprüchen). In solchen Fällen sollten Sie als Therapeut:innen bzw. Ihre Klinik den Erbschein oder einen entsprechenden Nachweis von den Angehörigen vorab einholen.

Nahestehende Angehörige (z. B. Eltern, Kinder, Geschwister oder Ehepartner:innen) können auch ein *immaterielles Interesse* anführen, etwa zur Aufklärung der Todesumstände oder zur Klärung erblich bedingter Erkrankungsrisiken (z. B. Schizophrenie), um Auskunft zu erhalten. Dieses Recht findet jedoch dort seine Grenze, wo ein ausdrücklicher oder mutmaßlicher entgegenstehender Wille der verstorbenen Person erkennbar ist. Das heißt, wenn Ihr Patient oder Ihre Patientin während der Therapie oder des Klinikaufenthaltes ausdrücklich (schriftlich oder verbal) darüber verfügt hat, dass bestimmte Informationen nicht an Angehörige weitergegeben werden dürfen, dann ist das über den Tod hinaus bindend und die Informationen dürfen später nicht weitergegeben werden.

Tabelle 4.1 Immaterielles vs. vermögensrechtliches Interesse bei der Einsicht in Patientenakten

Kriterium	Immaterielles Interesse	Vermögensrechtliches Interesse
Wer darf es geltend machen?	Nächste Angehörige (z. B. Eltern, Kinder, Ehepartner:innen, Geschwister)	Erben
Rechtsgrundlage	§ 630 g Abs. 3 BGB	§ 630 g Abs. 1 i. V. m. Abs. 3 BGB
Typische Beispiele	▶ Aufklärung der Todesumstände ▶ Abklärung familiärer / erblich bedingter Erkrankungen ▶ Nachvollziehbarkeit des Krankheitsverlaufs	▶ Prüfung möglicher Behandlungsfehler ▶ Vorbereitung von Schadensersatzansprüchen ▶ Klärung von Kosten- / Versicherungsfragen
Grenzen	▶ Rein emotionales Bedürfnis (»Ich will verstehen, warum«) reicht nicht	▶ Entgegenstehender Patient:innenwille kann Einsicht einschränken, aber Prüfungsmaßstab strenger zugunsten der Erben
Umfang der Einsicht	▶ Eher begrenzte oder teilweise Auskunft, intime Inhalte sind zu schützen	▶ Umfassendere Einsicht möglich, Schwärzung irrelevanter oder besonders sensibler Inhalte erlaubt
Bedeutung für Therapeut:innen	▶ Sorgfältige Abwägung, Teilinformation oder Ablehnung dokumentieren	▶ Einsicht i. d. R. gewähren, aber sensible Inhalte prüfen und ggf. schwärzen

Beispiel • Wunsch nach Auskunft von Angehörigen

Fordert beispielsweise der Vater einer Patientin nach deren Suizid Auskunft über den Behandlungsverlauf, müssen Sie als Therapeut:in mehrere Schritte beachten: Zunächst ist zu prüfen, ob der Vater Erbe ist oder ob er sich als »nächster Angehöriger« mit immateriellem Interesse auf § 630g BGB berufen kann. Sodann ist zu klären, ob Hinweise vorliegen, dass die verstorbene Tochter eine Weitergabe von Informationen an den Vater ausdrücklich oder mutmaßlich ausgeschlossen hätte, etwa aufgrund des Therapieverlaufs oder entsprechender Äußerungen. In diesem Fall muss das Einsichtsbegehren des Vaters abgelehnt werden. Liegt kein entgegenstehender Wille vor, kann eine Einsicht teilweise gewährt werden, wobei Schwärzungen zulässig und teils geboten sind, um intime Inhalte oder die Rechte Dritter zu schützen.

Zusammenfassend bedeutet das für Sie als Therapeut:in, dass jeder Auskunftsantrag und jede Offenbarung von Details über die verstorbene Person eine sorgfältige rechtliche und ethische Abwägung Ihrerseits erfordern. Gerade psychotherapeutische Inhalte sind besonders schutzwürdig. Gerichte haben mehrfach betont, dass vertrauliche Inhalte nicht allein deshalb offengelegt werden dürfen, weil Angehörige einen emotionalen oder moralischen Anspruch empfinden.

Beispiel • Mutter mit einem unbestimmten Aufklärungswunsch

Nach dem Suizid ihres Sohnes sucht eine Mutter das Gespräch mit der behandelnden Therapeutin. Sie bittet sie darum, die Therapieunterlagen einsehen zu dürfen, um besser zu verstehen, warum ihr Sohn »so verzweifelt war« und ob sie als Mutter etwas anderes hätte tun können. Ein Erbrecht kann sie nicht nachweisen, auch eine konkrete medizinische Fragestellung bringt sie nicht vor. Ihr Anliegen entspringt vielmehr dem tiefen Bedürfnis, Schuldfragen für sich zu klären und die Gründe für den Suizid besser nachvollziehen zu können.

Es handelt sich hierbei um ein sehr nachvollziehbares emotionales Bedürfnis, das nach der Rechtsprechung jedoch kein hinreichendes immaterielles Interesse im Sinne von § 630g Abs. 3 BGB begründet. Ein solches Begehren reicht nicht aus, um die postmortale Schweigepflicht der Therapeutin aufzuheben. Die Herausgabe der Akten oder eine detaillierte Auskunft zum Therapieverlauf sind daher *nicht* zulässig. Für die Therapeutin bedeutet das, dass sie den Wunsch der Mutter ablehnen muss. Um die Mutter dennoch nicht allein mit ihrem Schmerz zu lassen, kann sie in dem Gespräch empathisch reagieren und allgemeine Informationen über Depressionen bei Männern oder suizidales Erleben und Verhalten weitergeben, allerdings ohne Bezug auf die konkrete Behandlung des Sohnes. Auf diese Weise wahrt sie die Schweigepflicht und zeigt zugleich Mitgefühl, indem sie der Mutter Orientierung und Unterstützung anbietet, ohne die postmortale Schweigepflicht gegenüber dem Patienten zu verletzen.

Handlungsschritte für Therapeutinnen zur Klärung der postmortalen Schweigepflicht:

(1) **Adressat klären:** Wer stellt den Antrag: Erbe oder nächste Angehörige? Ein Erbschein oder ein Testament kann als Nachweis erforderlich sein.

(2) **Interesse prüfen:** Geht es um vermögensrechtliche Ansprüche (z. B. Schadensersatzklage oder Verdacht auf Behandlungsfehler) oder um ein immaterielles Interesse (z. B. Aufklärung der Todesumstände, Krankheitsrisiken)? Ein emotionales Bedürfnis (z. B. »Hätte ich den Suizid verhindern können?«) reicht nicht aus.

(3) **Patient:innenwille ermitteln:** Gab es Äußerungen der Patientin zu Lebzeiten, die eine Weitergabe ausschließen? Liegen Anhaltspunkte vor, dass sie eine Offenlegung an bestimmte Angehörige ausdrücklich nicht wünschte?

(4) **Beschränkte Einsicht erwägen:** Falls ein rechtlich anerkanntes Interesse vorliegt und kein entgegenstehender Wille erkennbar ist, kann eine begrenzte oder geschwärzte Herausgabe einzelner Dokumente zulässig sein. Besonders intime Passagen (z. B. Tagebuchnotizen, Berichte über familiäre Konflikte) dürfen geschützt bleiben.

(5) **Dokumentation:** Jede Entscheidung, egal ob Einsicht gewährt oder verweigert wird, sollte nachvollziehbar schriftlich dokumentiert und mit Hinweis auf die Rechtsgrundlage begründet werden.

Empfehlungen für das Angehörigengespräch

Im Fall, dass es im stationären Setting zu einem Suizid gekommen ist, erfolgt die erste Kontaktaufnahme zu den Angehörigen und eine erste Kondolenzbekundung idealerweise durch die Einrichtungsleitung und nicht durch Sie als behandelnde Therapeutin. Es ist zudem sinnvoll, das Gespräch – im Kliniksetting – nicht alleine, sondern gemeinsam mit einer weiteren Fachperson, etwa einer Leitungsperson oder einer Postventionsbeauftragten (s. Abschn. 5.6) zu führen. So vermeiden Sie ein eigenes Überforderungsgefühl und sind besser vorbereitet, falls es zu schwierigen Gesprächssituationen oder juristischen Vorwürfen während des Gespräches kommt. Wenn Sie im ambulanten Setting arbeiten, sollten Sie den Kontakt mit den Angehörigen initiieren und ein Gespräch vorschlagen.

Bedenken Sie, dass sich Angehörige in den ersten Tagen nach dem Suizid häufig in einem akuten Schockzustand befinden. Ein Gespräch direkt am Tag des Ereignisses ist deswegen selten hilfreich. Lassen Sie einige Tage vergehen, bevor Sie Kontakt aufnehmen, und gestalten Sie das Gespräch mit einer Haltung der Offenheit, Empathie und professionellen Klarheit.

Wichtig

- Angehörige stehen in den ersten Tagen nach dem Suizid häufig unter Schock.
- Angehörige benötigen oft Zeit, bis sie bereit sind, Kontakt aufzunehmen und Hilfe anzunehmen.
- Informationsmaterialien sollten als Flyer oder Handouts mitgegeben werden, damit sie auch später zugänglich sind (z. B. Flyer von örtlichen AGUS-Gruppen, Bundesverband Verwaiste Eltern und trauernde Geschwister e. V., Zugangswege zur Psychotherapie).
- Gespräche können zur Entlastung und Beziehungsklärung beitragen und den Trauerprozess der Angehörigen konstruktiv unterstützen.
- Postvention ist ein zentraler Bestandteil der professionellen Verantwortung nach einem Suizid.

Seien Sie sich bewusst, dass die Angehörigen gerade durch eine große psychische Krise gehen und sich wahrscheinlich in einem Zustand des Nicht-wahrhaben-Wollens, Schockerlebens, der Trauer und der Sinnfrage befinden. Für die Angehörigen ist wahrscheinlich mit dem Suizid des Familienmitgliedes eine der schlimmsten Befürchtungen wahrgeworden, und sie sind diesen komplexen Gefühlen von Versagen, Schuld, Hilflosigkeit und Fassungslosigkeit schutzlos ausgesetzt. Gleichzeitig sind auch Sie als Behandler:innen durch den Suizid direkt betroffen und leiden vielleicht unter ganz ähnlichen Gefühlen der Trauer und Schuld wie die Hinterbliebenen (s. Abschn. 3.1, 3.4). Hinzu kommen Ängste und Unsicherheit, inwieweit Angehörige Ihnen die Verantwortung übertragen und Sie eventuell gerichtlich anklagen werden können (Veilleux, 2011).

Die therapeutische Beziehung zu Ihrem Patienten oder Ihrer Patientin war häufig von persönlicher Nähe, Vertrauen und intensiver emotionaler Arbeit geprägt. Gleichzeitig bleiben Sie wahrscheinlich von einer gemeinsamen Verabschiedung oder gemeinsamen Trauerritualen der verstorbenen Person weitgehend ausgeschlossen. Informationen über Trauerfeiern oder Beerdigungen erhalten Sie oft nicht, und eine Teilnahme an Abschiedsritualen innerhalb des sozialen Umfelds der verstorbenen Person ist in der Regel nicht vorgesehen. Das heißt, das Angehörigengespräch gibt Ihnen die vielleicht einzige Möglichkeit, sich über die verstorbene Person mit einer ihr nahestehenden Person auszutauschen, andere Perspektiven aus dem Leben der verstorbenen Person noch kennenzulernen oder zusammen Abschied zu nehmen. Gleichzeitig sind Sie die / der professionelle Behandler:in der verstorbenen Person und sollten sich auch weiterhin in einem professionellen Rahmen bewegen. Deswegen ist es wichtig, dass Sie im Gespräch die angemessene Balance zwischen der eigenen Selbstoffenbarung und gleichzeitiger Empathie und Nahbarkeit finden. Dies kann Ihnen insbesondere dann gelingen, wenn Sie sich vor dem Gespräch ausreichend Zeit nehmen, über den oder die verstorbene Patient:in zu reflektieren, um sich Ihrer eigenen Gefühle bewusst zu werden. Neben der empathischen Haltung gegenüber den Angehörigen können Sie unter Berücksichtigung der Schweigepflicht Informationen an die Angehörigen geben, wie beispielsweise, in welchem Zimmer der oder die Patient:in in der Klinik gewohnt hat oder an welchem Therapieprogramm er oder sie teilgenommen hatte (Supra, 2021). Generell ist es empfehlenswert, wenn der Gesprächsfokus auf dem Erleben und den Erfahrungen der Angehörigen liegt. Die folgenden Fragen können Ihnen hier zur Orientierung dienen:

- Wie haben Sie vom Tod erfahren?
- Wie haben Sie die verstorbene Person kurz vor dem Suizid erlebt?
- Wie ist es Ihnen selbst in der Phase vor dem Suizid ergangen?
- Wer hat Sie in der Zeit vor und nach dem Suizid unterstützt?
- Gibt es Kinder oder andere Familienmitglieder, die durch den Suizid stark betroffen sind?
- Fand die Beerdigung bereits statt oder wer hilft bei der Organisation der Beerdigung?
- Fühlen Sie sich selbst gerade sehr belastet (z. B. Suizidgedanken, Panikattacken)?

Aus den Antworten können Sie einen möglichen Unterstützungsbedarf der Angehörigen ableiten. Hier ist es grundsätzlich empfehlenswert, Kontaktangebote in Form von Flyern und Informationsmaterial spezifisch für Angehörige nach einem Suizid (z. B. Selbsthilfegruppen, Krisendienste, Trauergruppen) bereit zu haben und diese mitzugeben. Häufig bedarf es nach dem Suizid eine Zeit lang, bis Angehörige überhaupt in der Lage und bereit dazu sind, sich formelle und informelle Unterstützung zu suchen. Aus diesem Grund hat es sich bewährt, diese Informationsmaterialien mitzugeben, sodass die hinterbliebene Person diese auch noch zu einem späteren Zeitpunkt zur Hand hat.

Die direkte ambulante oder stationäre Weiterbehandlung von Angehörigen durch die Behandler:in der verstorbenen Patientin oder des verstorbenen Patienten ist nicht empfehlenswert, da die professionelle Rolle durch die bereits bestehende therapeutische Beziehung zur verstorbenen Person belastet wäre. Eine klare Trennung ist notwendig, um Rollenkonflikte und Interessenkollisionen zu vermeiden.

Beispiel • Grenzen der Betreuung von Angehörigen

Würde etwa die Mutter nach dem Suizid ihrer Tochter die bisherige Therapeutin um psychotherapeutische Unterstützung bitten, stünde diese in einem doppelten Loyalitätskonflikt: Einerseits wäre sie weiterhin an die Schweigepflicht gegenüber der Tochter gebunden, andererseits müsste sie den Bedürfnissen der Mutter in deren Therapie gerecht werden. Dies birgt die Gefahr, dass unbewusst vertrauliche Informationen einfließen oder dass die Mutter die Therapeutin als »Zeugin« ihrer Fragen nach den Ursachen des Suizids sieht.

Um sowohl die Schweigepflicht gegenüber der verstorbenen Person als auch eine klar voneinander getrennte therapeutische Beziehung zu gewährleisten, ist es deshalb besser, Angehörige an spezialisierte externe Angebote oder Einrichtungen zu verweisen (Seibl et al., 2021).

Beispiel • Angehörigengespräch

Frau Berger hat ihren 19-jährigen Sohn durch einen Suizid vor vier Wochen verloren. Die behandelnde Psychotherapeutin des Sohnes hat die Mutter zu einem Angehörigengespräch eingeladen. Es liegen keine immateriellen Interessen noch vermögensrechtliche Ansprüche vor.

T: Frau Berger, ich möchte Ihnen zunächst sagen, dass es mir sehr leidtut, unter welchen Umständen wir uns heute begegnen. Ich weiß, dass Worte Ihrem Schmerz nicht gerecht werden.

A: Ich weiß gar nicht, was ich sagen soll. Es ist alles so … leer. Ich habe das Gefühl, ich bin in einem Albtraum, aus dem ich nicht aufwache.

T: Vielleicht hilft es, wenn wir ganz langsam beginnen. Möchten Sie mir erzählen, wie Sie vom Tod Ihres Sohnes erfahren haben?

A: Es war am Abend. Es klingelte und zwei uniformierte Polizisten standen vor meiner Tür. Ich wusste sofort, dass etwas mit meinem Sohn passiert war. Aber ich habe nicht damit gerechnet … nicht während der Klinikzeit. Ich dachte, er sei hier sicher.

T: Es tut mir sehr leid, dass Sie das erleben mussten. Von der Polizei auf diese Weise mit einer so erschütternden Nachricht konfrontiert zu werden, das ist eine Erfahrung, die kaum in Worte zu fassen ist und macht Ihre Situation noch schwerer. Ich möchte Ihnen hier Raum geben, alles auszusprechen, was Sie bewegt. Wie haben Sie denn Ihren Sohn in seinen letzten Tagen wahrgenommen?

A: Er war ruhiger als sonst. Ich habe das als Zeichen gesehen, dass es ihm besser geht. Er hat mir sogar gesagt, dass die Gespräche hier ihm gut tun. Ich habe gehofft, dass er bald nach Hause kann.

T: Ihr Sohn war bei uns auf der offenen Station untergebracht. Er hat regelmäßig an Einzelgesprächen teilgenommen und war Teil eines Therapieprogramms für junge Erwachsene mit affektiven Störungen. Ich habe ihn als sehr zurückhaltend, aber auch sehr bemüht wahrgenommen. Wir haben ihn als jemanden erlebt, der viel mit sich selbst ausgemacht hat.

A: Das klingt nach ihm. Ich habe oft versucht, ihn zu erreichen, aber er hat sich immer mehr zurückgezogen. Ich habe mich so hilflos gefühlt. Ich wollte ihm helfen, aber ich wusste nicht wie. Ich war erschöpft. Ich habe kaum geschlafen. Ich hatte ständig Angst, dass etwas passieren könnte. Und gleichzeitig habe ich gehofft, dass die Klinik ihn auffängt.

T: Das hört sich nach einer sehr belastenden Zeit für Sie an. Haben Sie in dieser Zeit Unterstützung bekommen?

A: Meine Schwester hat ab und zu angerufen. Aber ich habe kaum mit ihr gesprochen. Ich wollte niemanden mit unseren Sorgen belasten. Mein Mann war auch überfordert. Wir haben kaum miteinander geredet.

T: Und wie war es nach dem Suizid, wer war dann für Sie da?

A: Ein paar Freunde haben sich regelmäßig gemeldet und sind auch in den ersten beiden Wochen regelmäßig bei uns vorbeigekommen. Aber ich habe mich zurückgezogen. Ich konnte nicht reden. Die Beerdigung hat mein Mann organisiert. Ich war wie betäubt.

T: Hat die Beerdigung bereits stattgefunden?

A: Ja, vor zwei Wochen. Es war sehr schwer. Ich konnte kaum etwas sagen und habe nur funktioniert.

T: Frau Berger, darf ich fragen, wie es Ihnen heute geht, ganz ehrlich?

A: Ich weiß es nicht. Ich fühle mich komplett leer, als sei ich immer noch unter Schock. Als sei es nicht passiert. Manchmal denke ich, ich hätte es verhindern müssen. Und manchmal … denke ich, ich kann nicht mehr.

T: Das sind sehr belastende Gedanken. Es ist wichtig, dass Sie damit nicht allein bleiben. Darf ich Ihnen einige Informationen zu Unterstützungsangeboten mitgeben? Es gibt spezielle Selbsthilfegruppen für Suizidhinterbliebene oder Trauerbegleitung. Vielleicht könnten diese Angebote Sie unterstützen. Viele Betroffene nach einem Suizid erleben insbesondere die Erfahrung von anderen Suizidhinterbliebenen als besonders wertvoll. Ich würde Ihnen auch empfehlen, sich psychotherapeutische Unterstützung zu suchen.

A: Ja, das stimmt. Ich glaube, ich brauche das. Ich weiß nur nicht, wie ich anfangen soll.

T: Das ist völlig in Ordnung. Sie müssen nichts überstürzen. Ich kann Ihnen Materialien mitgeben, die Sie sich in Ruhe anschauen können, auch später, wenn Sie bereit sind.

A: Das wäre gut. Ich möchte verstehen, was passiert ist. Und vielleicht auch, wie ich weiterleben kann.

Vorwürfe von Angehörigen. Natürlich verlaufen Gespräche mit Angehörigen nicht immer friedlich. Eine häufige negative Reaktion der Angehörigen sind Vorwürfe gegenüber den Behandler:innen. Eltern fragen beispielsweise nach dem Suizid ihres 20-jährigen Sohnes: »Ich dachte, unser Sohn wäre hier gut versorgt, wie kann das sein, dass Sie ihn einfach so am Nachmittag herausgehen lassen?« oder »Hätten Sie nicht erkennen müssen, wie schlecht es ihm ging?« Hinter solchen Aussagen stehen vor allem die Hilflosigkeit der Angehörigen und der Versuch, das Geschehene für sich einzuordnen. Aus der Perspektive der Angehörigen erscheint es möglicherweise unbegreiflich, dass ihr Angehöriger sich in einem geschützten Kliniksetting das Leben nehmen konnte. Eine angemessene Reaktion aus therapeutischer Sicht besteht darin, den Schmerz ernst zu nehmen, ohne in eine Verteidigungs- oder Rechtfertigungshaltung zu gehen. Wichtig ist, den Angehörigen nicht das Gefühl zu geben, ihre Fragen seien »falsch« oder unerwünscht. Eine mögliche therapeutische Antwort wäre hier beispielsweise: »Es ist nachvollziehbar, dass Sie das Gefühl haben, wir hätten mehr tun müssen. Gleichzeitig können wir auch bei intensiver Behandlung und Betreuung einen Suizid leider nie mit völliger Sicherheit ausschließen. Leider ist es trotz aller Bemühungen manchmal nicht möglich, Suizidgedanken so deutlich wahrzunehmen, dass man einen solchen Schritt verhindern kann.«

Androhung von juristischen Schritten. Manchmal drohen Angehörige in ihrer Verzweiflung mit juristischen Schritten. In solchen Situationen ist es wichtig, innerlich vorbereitet zu sein, sich vorab über mögliche rechtliche Konsequenzen zu informieren (s. Kap. 6), Ruhe zu bewahren und sich nicht auf eine Rechtfertigungsdiskussion einzulassen. Stattdessen können Sie ruhig und klar vermitteln, dass Angehörige selbstverständlich das Recht haben, rechtliche Schritte zu prüfen, und dass Sie bereit sind, im Bedarfsfall transparent mit den zuständigen Stellen zu kooperieren. Diese Haltung kann dazu beitragen, Spannungen zu entschärfen und den Angehörigen das Gefühl zu geben, ernst genommen zu werden. Antwortmöglichkeiten wären beispielsweise »Es ist nachvollziehbar, dass Sie in dieser Situation alle Möglichkeiten prüfen möchten. Wenn Sie sich für einen formellen Weg entscheiden, werden wir diesen respektieren und unterstützen die Aufarbeitung im Rahmen unserer Möglichkeiten« oder »Wenn Sie möchten, kann ich Ihnen den Kontakt zur Klinikleitung oder zum Qualitätsmanagement vermitteln. Dort können Ihre Anliegen auch in einem formellen Rahmen besprochen werden«. So bleiben Sie als Therapeut:in professionell und sachlich, ohne sich unter Druck setzen zu lassen oder in Panik zu geraten.

Spannungen zwischen den Angehörigen. In Gesprächen nach einem Suizid kann es auch vorkommen, dass mehrere Angehörige gemeinsam erscheinen, beispielsweise Eltern, Geschwister oder Partnerinnen und Partner. Dabei treten nicht selten unterschiedliche Sichtweisen, Emotionen und Bewertungen zutage. Während ein Elternteil Verständnis für die Situation zeigt und Ihre therapeutische Arbeit würdigt, kann ein anderer starke Vorwürfe Ihnen gegenüber äußern oder die Behandlung grundsätzlich infrage stellen. Solche innerfamiliären Spannungen können das Angehörigengespräch belasten und erschweren. Nehmen Sie in einer solchen Situation bestenfalls eine strukturierende und moderierende Rolle ein. Es ist hilfreich, zu Beginn des Gesprächs oder wenn sich Konflikte abzeichnen, einen klaren Rahmen zu schaffen. Dabei kann betont werden, dass jede Person gehört wird, gegenseitiger Respekt grundlegend ist und es nicht darum geht, Schuldige zu finden, sondern gemeinsam zu verstehen, was geschehen ist. In besonders konflikthaften Konstellationen kann es sinnvoll sein, Einzelgespräche anzubieten.

Schuldfragen. Eine weitere schwierige Situation entsteht, wenn Angehörige von Ihnen Antworten auf Schuldfragen erwarten, die Sie als Therapeut:in nicht geben können. Fragen wie »Haben wir nicht genug getan?« oder »Hat er das wegen mir getan?« sind aus der Perspektive der Angehörigen nachvollziehbar, können aber – vor dem Hintergrund der Unvorhersehbarkeit und Komplexität suizidaler Eskalationen (s. Kap. 1) – natürlich nicht mit Bestimmtheit beantwortet werden. Hier hilft es, auf die erhebliche Dynamik suizidaler Krisen und die multifaktorielle Bedingtheit von Suiziden zu verweisen: »Diese Frage stellen sich viele Menschen nach einem Suizid. Es gibt hierauf leider keine einfache Antwort, da in den meisten Fällen viele innere Faktoren eine Rolle spielen, die zu einem Suizid führen können, die von außen kaum zu erkennen sind.«

Therapeut:innen können auch mit dem Wunsch konfrontiert werden, vertrauliche Informationen offenzulegen (z. B. »Bitte sagen Sie mir doch, was er Ihnen im letzten Gespräch erzählt hat«). Hier ist es wichtig, dass Sie die rechtlichen Grenzen der Schweigepflicht klar (s. Abschn. 4.1), aber gleichzeitig sensibel den Angehörigen kommunizieren. Eine mögliche Formulierung wäre hier: »Ich bin auch nach seinem Tod an die Schweigepflicht gebunden. Ich weiß, dass das für Sie schwer auszuhalten ist. Was ich aber tun kann, ist, Ihnen allgemeine Informationen zu geben und Sie bei der Suche nach Unterstützung zu begleiten.«

Handlungsempfehlungen für das Angehörigengespräch nach einem Suizid

Gesprächsangebot und Rahmen

- Gesprächsinitiative sollte zeitnah durch die Einrichtungs- / Klinikleitung, Psychotherapeut:in oder Postventionsbeauftragte initiiert werden.
- Das Gespräch sollte in einem stationären Kliniksetting nicht allein durch den / die Behandler:in geführt werden, sondern idealerweise im Tandem mit einer weiteren Fachperson.
- Einige Tage Abstand nach dem Suizid sind empfehlenswert, um den Schockzustand der Angehörigen zu berücksichtigen.

Haltung und Gesprächsführung

- Mit einer offenen, empathischen und nicht-defensiven Haltung in das Gespräch gehen.
- Schuldzuweisungen seitens der Angehörigen nicht persönlich nehmen, da sie oft Ausdruck von Ohnmacht und Trauer sind.
- Eigene Gefühle wie Schuld, Trauer oder Unsicherheit vorab reflektieren.
- Selbstoffenbarung bezüglich der eigenen Trauer ist möglich, sollte aber professionell dosiert erfolgen.

Gesprächsinhalte

- Schweigepflicht gegenüber der verstorbenen Person im Gespräch berücksichtigen.
- Informationen zur Klinik (z. B. Räumlichkeiten, Therapieprogramm) können unter Wahrung der Schweigepflicht geteilt werden.
- Fokus auf das Erleben der Angehörigen, nicht auf medizinische oder rechtliche Perspektive legen.
- Beispielhafte Fragen:
  - Wie haben Sie vom Tod erfahren?
  - Wie haben Sie die Zeit vor dem Suizid erlebt?
  - Wer hat Sie in dieser Zeit unterstützt?
  - Gibt es weitere betroffene Familienmitglieder (z. B. Kinder)?
  - Zeigen sich bei Ihnen aktuell Belastungssymptome?

Weiterführende Unterstützung

- Flyer und Materialien zu Selbsthilfegruppen (z. B. AGUS-Gruppen), Trauerangeboten und Krisendiensten an Angehörige mitgeben.
- Vermittlungswege in die Psychotherapie aufzeigen.
- Kondolenzkarte als Zeichen der Anteilnahme senden.
- Behandler:innen sollten Angehörige nicht selbst weiterführend behandeln, sondern an geeignete Stellen weitervermitteln.

4.2 Mitpatient:innen nach einem Suizid in der Klinik

Ein Suizid innerhalb einer psychiatrischen Einrichtung ist ein erschütterndes Ereignis, das das Arbeitsklima und die Arbeit mit Patient:innen tiefgreifend beeinflussen kann. Er erfordert eine klare, verantwortungsvolle und empathische Reaktion seitens der Klinik und der dort verantwortlichen Personen, insbesondere im Hinblick auf die Mitpatient:innen der verstorbenen Person. Kontakte zu Mitpatient:innen während eines Klinikaufenthalts sind oft von großer Nähe und emotionaler Bedeutung geprägt. Intensive Gruppengespräche, gemeinsame Aktivitäten und der Austausch im Klinikalltag schaffen sehr nahe Bindungen, die durch einen Suizid tief erschüttert werden können. Ein Suizid ist deswegen nicht nur ein medizinischer oder organisatorischer Vorfall. Er macht Mitpatient:innen zu direkten Betroffenen, die ebenfalls eine Postvention, also eine gezielte Nachsorge, erhalten sollten. Während die Auswirkungen eines Suizids auf professionelle Behandler:innen inzwischen gut erforscht sind, existiert bislang nur wenig Literatur zu den Folgen für Mitpatient:innen innerhalb einer Klinikeinrichtung oder therapeutischen Gruppe (Seeman, 2015).

Wichtig

Sie müssen sehr genau prüfen, ob Sie selbst in dieser Situation für Mitpatient:innen da sein können oder ob dies von – möglicherweise weniger stark betroffenen – Kolleg:innen übernommen werden kann und muss. Grundsätzlich braucht es Sorgfalt und empathische Umsicht mit den verbleibenden Patient:innen. Die therapeutische Beziehung zu diesen Patient:innen muss, beispielsweise durch verstärkte Gesprächsangebote, aktiv gestärkt werden. Trotz der Ausnahmesituation ist es ratsam, den gewohnten Tagesablauf weitgehend beizubehalten. Routinen geben Halt, müssen aber gleichzeitig flexibel genug sein, um individuelle Bedürfnisse der Patient:innen zu berücksichtigen.

Nach dem Bekanntwerden eines Suizids, etwa durch die Polizei oder Angehörige, muss in der Einrichtung rasch und aktiv gehandelt werden; nicht zuletzt, um Gerüchte zu vermeiden. Die Einrichtungsleitung sollte transparent kommunizieren (z. B. wann haben sie durch wen die Todesnachricht übermittelt bekommen), da Mitpatient:innen ein starkes Bedürfnis haben, zu verstehen, was geschehen ist. In diesem Sinne kann ein Gruppengespräch auf der betroffenen Station einberufen werden. Achten Sie jedoch darauf, dass keine Details zur Suizidmethode öffentlich gemacht werden.

In den Gesprächen kann es insbesondere darum gehen, der Trauer, aber auch den Gedanken und Gefühlen bezüglich des Verlustes, Raum zu geben. Auch Erinnerungen an die verstorbene Person, beispielsweise wer sie war, wie die Beziehung zu ihr gewesen ist, können hilfreich sein. Sie dürfen auch Ihre eigene Trauer offen kommunizieren. Damit zeigen Sie, dass der Tod Ihres Patienten oder Ihrer Patientin auch für Sie ein Verlust ist, um den man trauert, und dass man nach dem Suizid nicht sofort wieder zum Alltag übergeht. Gleichzeitig sollten Sie Verständnis für den Suizid vermeiden, auch wenn vielleicht ein langer Leidensweg vorausging. Aussagen wie »Jetzt hat sie Frieden gefunden« oder »Er ist nun frei von seinem Leiden« sind zu vermeiden (Seeman, 2015).

Wichtig

Nach einem Suizid in der Einrichtung besteht ein erhöhtes Risiko für Nachahmung, besonders bei Patient:innen mit eigenem suizidalem Erleben und Verhalten. Engmaschige therapeutische Begleitung der betroffenen Mitpatient:innen ist absolut wichtig (Seeman, 2015; Taiminen, 1993). In akuten Fällen sind Schutzmaßnahmen wie verstärkte Beobachtung oder eine vorübergehende Verlegung in eine geschützte Umgebung notwendig.

Als Behandler:in sollten Sie – über die Kommunikation in einer Gruppensitzung hinaus – gezielt auf jene Patient:innen zugehen, die der verstorbenen Person besonders nahestanden, etwa durch gemeinsame Gruppentherapien oder Zimmerbelegung. Planen Sie Einzelgespräche ein, in denen Gefühle wie Trauer, Schuld, Angst oder auch Wut, sei es gegenüber der verstorbenen Person oder gegenüber der Einrichtung, offen angesprochen werden können.

Beispiele

- Ein Patient mit depressiver Symptomatik könnte Ihnen beispielsweise mitteilen, dass ihn der Suizid stark getriggert hat und er nun wieder vermehrt suizidale Gedanken verspürt oder befürchtet, in einer ähnlichen Krise selbst die Kontrolle zu verlieren.
- Eine andere Patientin äußert möglicherweise die Sorge, dass sie ihre eigenen suizidalen Gedanken nun nicht mehr offen ansprechen kann, weil das Thema in der Gruppe als »zu heikel« empfunden wird.
- Wieder ein anderer Patient stellt infrage, ob die Klinik überhaupt ausreichend Schutz bieten kann, und fragt, wie es zu dem Suizid kommen konnte.

Diese Gespräche sollten in der ersten Phase nach dem Ereignis oberste Priorität haben. Auch in diesen Gesprächen ist die Einhaltung der ärztlichen oder therapeutischen Schweigepflicht (s. Abschn. 4.1) gegenüber der verstorbenen Person einzuhalten.

Gedenkangebote. Es kann schlussendlich hilfreich sein, nach einem Suizid im stationären Setting Gedenkangebote zu schaffen. Solche Veranstaltungen können für Mitpatient:innen, Angehörige und Mitarbeitende entlastend wirken, sollten jedoch im Klinikkontext *sensibel gestaltet* werden, um dem Suizid keine unbeabsichtigte Symbolik oder Bedeutung zu verleihen: Es geht darum, einen Rahmen zu schaffen, der Raum für Trauer und Reflexion bietet, ohne den Suizid zu romantisieren, zu dramatisieren oder als »Ausweg« darzustellen. Statt eines öffentlichen Rituals mit symbolischen Gesten wie Kerzen oder Musik kann beispielsweise ein stilles Gedenken in einem geschützten Raum angeboten werden, in dem Patient:innen ihre Gedanken anonym aufschreiben oder in Einzelgesprächen teilen können. Auch eine moderierte Gesprächsrunde, in der über Verlust, Hilflosigkeit und persönliche Reaktionen gesprochen wird, ohne den Fokus auf die konkrete Suizidhandlung zu legen, kann hilfreich sein. In einem geschützten Rahmen erhalten die Teilnehmenden hier die Möglichkeit, über das Geschehene zu sprechen und ihre Gefühle über den Verlust zu teilen. Wichtig ist auch, dass nicht alle Patient:innen teilnehmen müssen. Insbesondere jene, die selbst suizidal gefährdet sind, sollten individuell begleitet und ggf. von solchen Formaten ferngehalten werden. Hier sind für diese Patient:innen Einzelgespräche hilfreicher.

Kurzleitfaden zum Umgang mit Mitpatient:innen

- **Trauer ernst nehmen und Raum geben**: Mitpatient:innen sind direkt durch den Suizid betroffen. Bieten Sie Einzelgespräche zur Verarbeitung von Trauer, Schuld, Angst und Wut an.
- **Therapeutische Präsenz zeigen**: Seien Sie als Behandler:in sichtbar und ansprechbar auf der Station, das stärkt Vertrauen in die Klinik und das Behandlungskonzept und reduziert Unsicherheit.
- **Akute Gefährdung von Patient:innen**: Verstärkte Beobachtung oder Verlegung in geschützte Umgebung.
- **Kommunikation gestalten**: Informieren Sie Mitpatient:innen transparent, ohne Details zur Suizidmethode, vermeiden Sie Gerüchte.
- **Trauerrituale ermöglichen**: Gedenkangebote (z. B. durch Seelsorge) können hilfreich sein, dennoch achten Sie auf eine sensible Gestaltung.
- **Gruppenangebote prüfen:** Gruppengedenken oder thematische Einheiten zum Thema Trauer in bestehenden Gruppen bei ausreichender Belastbarkeit.

4.3 Suizidkonferenzen

Ein Suizid während eines stationären oder teilstationären Aufenthalts ist ein Ereignis, das sowohl Sie als auch das gesamte multiprofessionelle Team tief erschüttert. Die sogenannte Suizidnachbesprechung ist ein zentrales Instrument, um den Patientensuizid gemeinsam im multiprofessionellen Team zu reflektieren. Sie dient *nicht* der Kontrolle oder Bewertung einzelner Personen, sondern dem kollektiven Verstehen, wie es zu dem Suizid gekommen ist. Ziel ist es, eine Hypothese zu entwickeln, warum sich die Patientin oder der Patient, trotz der therapeutischen Begleitung durch Sie und Ihr Team, das Leben genommen hat (Menzel & Brieger, 2021). Natürlich geht es dabei auch darum, mögliche Versäumnisse oder strukturelle Schwächen innerhalb der Institution zu erkennen. Eine Suizidkonferenz sollte vor diesem Hintergrund zeitnah stattfinden, idealerweise innerhalb weniger Tage nach dem Suizid. Die Leitung der Suizidkonferenz wird typischerweise von einer Leitungsperson bzw. der Suizid- oder Postventionsbeauftragten der Einrichtung übernommen, die den Ablauf strukturiert. Wichtig ist hierbei, dass eine solche Konferenz nicht dazu da ist, Schuldige zu finden oder Mitarbeiter:innen zu bewerten.

Grundsätzlich sind Sie als behandelnde:r Therapeut:in bei den Suizidkonferenzen in einer besonders exponierten Position. Sie stehen vor der Herausforderung, sich in einem strukturierten Nachbesprechungsprozess einzubringen, der viele Fragen aufwirft: Was wird von mir erwartet? Wie offen darf ich mich einbringen? Wie gehe ich mit meinen Schuldgefühlen oder eigenen Unsicherheiten in Bezug auf den Therapieverlauf um? Suchen Sie sich im Vorfeld eine vertraute Person, von der Sie sich über den Ablauf einer Suizidkonferenz in Ihrer Einrichtung informieren lassen. Bitten Sie diese Person vielleicht auch, Sie in die Konferenz zu begleiten.

Zur Vorbereitung auf die Konferenz sollten Sie sodann systematisch die bekannten Fakten zur verstorbenen Person zusammenstellen (s. auch AB 1). Dazu gehören unter anderem:

- biografische Daten wie Alter, familiärer Kontext und berufliche Situation
- diagnostische und behandlungsbezogene Vorgeschichte
- besondere psychosoziale Belastungen, die zur Klinikeinweisung führten
- Hinweise auf frühere suizidale Krisen oder Suizidversuche
- Verlauf des Aufenthalts und Verhalten in den letzten Tagen oder Stunden vor dem Suizid
- Auffindesituation und genauer Ablauf des Suizidgeschehens
- vorhandene Abschiedsbriefe oder Mitteilungen
- Kontakte mit Polizei, Angehörigen oder rechtlichen Instanzen
- Reaktionen von Mitpatient:innen und Mitarbeitenden

Diese strukturierte Sammlung schafft ein gemeinsames Bild und stellt sicher, dass alle relevanten Aspekte in die gemeinsame Reflexion einfließen. Auf Basis der von Ihnen vorgestellten Informationen und der Schilderungen Ihrer Kolleg:innen wird während der Suizidkonferenz dann ein gemeinsamer Erklärungsversuch, wie es zu dem Suizid des Patienten oder der Patientin im Kontext Ihrer Klinik gekommen sein könnte, vorgenommen. Gleichzeitig eröffnet dies – wie bereits gesagt – die Möglichkeit, gezielt über Prävention und Verbesserungen innerhalb der vorhandenen Klinikstrukturen nachzudenken:

- Welche Prozesse können optimiert werden?
- Welche Kommunikationswege waren unklar?
- Wo gab es innerhalb der Klinik strukturelle Belastungen (z. B. Personalmangel), die künftig besser aufgefangen werden sollten?

Achten Sie auf Ihr eigenes emotionales Erleben während der Suizidkonferenz und bringen Sie dieses – wenn es die Gesprächsatmosphäre zulässt – offen zum Ausdruck. Ein offener und wertschätzender Austausch innerhalb des Teams kann Sie dabei unterstützen, das Geschehene ein Stück weit zu verarbeiten oder um den oder die Patient:in gemeinsam zu trauern. Die Erfahrung, mit der eigenen Betroffenheit nicht allein zu sein, kann ein wichtiger erster Schritt im Umgang mit dem Patientensuizid sein. Die Suizidnachbesprechung ist deswegen weitaus mehr als eine institutionelle Aufarbeitung des Suizids. Sie kann ein Moment des Innehaltens und der Trauer über die verstorbene Person sein, zugleich aber auch ein Raum der Reflexion über die eigene professionelle Rolle als Behandler:in. Bringen Sie bestenfalls auch direkt während der Suizidkonferenz Wünsche bezüglich einer weitergehenden Nachsorge ein: Benötigen Sie eventuell zusätzliche Unterstützungsangebote wie beispielsweise eine (externe) Supervision, Teamgespräche oder suizidpräventive Weiterbildungen? Dies ist der beste Ort, um dies unmittelbar anzusprechen und einzufordern.

Auch wenn Suizidnachbesprechungen grundsätzlich als hilfreiches Instrument zur Verarbeitung und Reflexion nach einem Suizid gelten, ist es wichtig, sich bewusst zu machen, dass diese nicht immer entlastend wirken.

Beispiel • Ungünstige Suizidkonferenz

Frau Griesinger ist Psychologische Psychotherapeutin und arbeitet erst seit drei Monaten auf der Suchtstation einer psychiatrischen Klinik. Sie befindet sich noch in der Probezeit und hat bislang wenig Gelegenheit gehabt, sich im Team zu etablieren. Der Suizid eines Patienten, den sie betreut hat, trifft sie tief, er war einer ihrer ersten Fälle in der Klinik.

Die Chefärztin lädt wenige Tage später zur Suizidkonferenz ein und leitet diese. Sie übernimmt die Moderation, wirkt aber gestresst. Gleich zu Beginn möchte sie von Frau Griesinger wissen, wie die letzte Therapiestunde verlaufen sei, welche Einschätzungen sie getroffen habe und ob es Hinweise auf suizidale Gedanken gegeben habe. Die Fragen sind präzise, aber wirken auf Frau Griesinger wie ein Verhör. Sie spürt, wie ihr Herz schneller schlägt, ihre Hände werden feucht. Panik steigt in ihr auf: Hat sie etwas übersehen? Ist sie schuld am Suizid? Hätte sie anders handeln müssen? Die Chefärztin dominiert die Gesprächsrunde, lässt wenig Raum für Rückmeldungen der anderen Kolleg:innen. Frau Griesinger fühlt sich zunehmend vorgeführt, nicht nur durch die Art der Fragen, sondern auch durch die große Runde: Alle Kolleg:innen der Station sind anwesend. Niemand scheint zu bemerken, wie sehr sie unter Druck steht. Ihre Gedanken kreisen: Wird ihr das als Fehler ausgelegt? Könnte das ihre Probezeit gefährden? In diesem Moment fehlt ihr ein geschützter Raum, in dem sie ihre Betroffenheit zeigen und ihre Unsicherheit teilen könnte.

Die Atmosphäre ist nicht von Empathie oder kollegialer Unterstützung geprägt, sondern von Kontrolle und Bewertung. Für Frau Griesinger wird die Konferenz so nicht zu einem Ort der Verarbeitung, sondern zu einer emotional belastenden Erfahrung, die ihre Schuldgefühle verstärkt und ihre berufliche Sicherheit infrage stellt.

In der akuten Phase nach einem Suizid sind wir als direkt beteiligte:r Behandler:in besonders vulnerabel. Die emotionale Belastung ist hoch, das Bedürfnis nach Orientierung und Halt ist verständlicherweise groß. Gerade in dieser Situation können gezielte Nachfragen oder kritische Kommentare, auch wenn sie sachlich von Ihren Kolleg:innen gemeint sind, leicht das Gefühl auslösen, sich rechtfertigen zu müssen. Manche beschreiben es so, als säßen sie auf einer »Anklagebank«. Wenn die Atmosphäre nicht klar auf Empathie und gemeinsames Lernen ausgerichtet ist, kann die ursprünglich hilfreiche Intention der Nachbesprechung ins Gegenteil umschlagen und etwaige Schuldgefühle verstärken. Wenn Sie merken, dass die Atmosphäre kippt oder Sie sich unter Druck gesetzt fühlen, ist es legitim, dies unmittelbar in der Großgruppe oder gegenüber vertrauten Kolleg:innen anzusprechen. Bestenfalls haben Sie für den Fall vorgesorgt, sodass eine Kolleg:in oder ein Kollege für Sie und für eine angemessene Gesprächsatmosphäre eintreten kann!

4.4 Polizei und Staatsanwaltschaft

Bei einem Suizid handelt es sich um einen nicht natürlichen Tod, der in der Regel eine polizeiliche Untersuchung nach sich zieht. Im ambulanten Kontext bekommen Sie von dieser polizeilichen Untersuchung in den meisten Fällen nichts mit. Im stationären Setting ist dies anders: Sobald der diensthabende Arzt oder die diensthabende Ärztin oder die Klinikleitung den Verdacht äußert, dass es sich nicht um einen natürlichen Tod handelt, wird die Polizei informiert.

Die Polizei übernimmt zunächst die Sicherung des Fundortes, befragt mögliche Zeuginnen und Zeugen, sucht nach einem Abschiedsbrief und nimmt erste Ermittlungen auf. Dabei kann es sein, dass auch Sie als Therapeut:in kontaktiert und befragt werden. Im Rahmen einer Befragung durch die Polizei können Fragen zum organisatorischen Ablauf des Klinikaufenthalts gestellt werden, etwa zum Zeitpunkt des letzten Kontakts, zu Ausgangsregelungen oder zur Stationsstruktur. Die Weitergabe von Informationen sollte sich dabei ausschließlich auf dokumentierte und fachlich gesicherte Inhalte beschränken. Auch hier ist es wichtig zu berücksichtigen, dass die Schweigepflicht gegenüber der verstorbenen Person auch in dieser Situation bestehen bleibt. Inhalte aus therapeutischen Gesprächen oder vertrauliche Angaben dürfen nur dann weitergegeben werden, wenn eine rechtliche Grundlage vorliegt. Grundsätzlich empfiehlt sich eine Rücksprache mit der Klinikleitung, der Rechtsabteilung oder die Kontaktaufnahme mit einer Rechtsanwältin oder einem Rechtsanwalt, um die Schweigepflicht auch gegenüber der Polizei angemessen einschätzen zu können.

Schweigepflicht und rechtliche Rahmenbedingungen gegenüber den Behörden

- Die psychotherapeutische Schweigepflicht (§ 203 StGB) gilt auch nach dem Tod der Patientin oder des Patienten und auch gegenüber Polizei und Staatsanwaltschaft.
- Eine Offenbarung ist nur zulässig, wenn
  - eine schriftliche oder formlose Entbindung von der Schweigepflicht vorliegt (z. B. durch die verstorbene Person zu Lebzeiten),
  - eine richterliche Anordnung besteht oder
  - eine gesetzliche Offenbarungspflicht greift (z. B. bei geplanten Straftaten).
- Ohne eine dieser Voraussetzungen dürfen keine Inhalte aus der Therapie, keine Diagnosen und keine persönlichen Angaben weitergegeben werden.
- In Zweifelsfällen sollte immer Rücksprache mit der Klinikleitung oder der Rechtsabteilung gehalten werden

Die Staatsanwaltschaft wird immer dann eingeschaltet, wenn die Todesursache unklar ist oder ein Fremdverschulden nicht ausgeschlossen werden kann. In der Regel veranlasst die Staatsanwaltschaft eine Obduktion durch die Rechtsmedizin, um die Todesursache eindeutig festzustellen. Erst nach Abschluss dieser Untersuchung wird die verstorbene Person zur Bestattung freigegeben. Bei einem Suizid im Kliniksetting prüft die Staatsanwaltschaft zudem routinemäßig, ob etwa Behandlungsfehler, unterlassene Schutzmaßnahmen oder andere Umstände eine Rolle gespielt haben könnten (s. Kap. 6).

Wichtig • Was Sie beachten sollten

Auch wenn Sie als Therapeutin nicht im Fokus strafrechtlicher Ermittlungen stehen, kann Ihre therapeutische Arbeit Teil der Überprüfung sein. Eine vollständige und fachlich nachvollziehbare Dokumentation ist hierfür wichtig. Achten Sie darauf, dass die Dokumentation nicht nachträglich verändert werden darf! Sie kann jedoch ergänzt werden, wenn wichtige Informationen fehlen. Diese Ergänzungen sollten bestenfalls als solche gekennzeichnet und datiert werden. Ein Umschreiben der Dokumentation muss unterlassen werden, da dies unter Umständen strafrechtlich relevant sein könnte (Menzel & Brieger, 2021). Vermeiden Sie Spekulationen oder persönliche Bewertungen gegenüber Ermittlungsbehörden. Falls Sie unsicher sind, ziehen Sie die Klinikleitung oder juristische Beratung hinzu.

5 Organisatorische Anforderungen

Ein Patientensuizid legt nicht selten Versorgungs- und Unterstützungslücken in Einrichtungen offen. Die Auseinandersetzung mit einem Patientensuizid kann daher den Ausgangspunkt für eine Verbesserung der strukturellen Unterstützungsangebote mit Blick auf zukünftige Patient:innensuizide bilden. Im Folgenden werden hierzu einige Anregungen gegeben, vor allem für das stationäre Setting. Wenn Sie im (teil-)stationären Setting arbeiten, dann kann es dennoch sein, dass Sie aktuell so belastet sind, dass Sie kein Engagement für die Anregung struktureller Veränderungen aufbringen können. Das ist völlig okay und nachvollziehbar. Fühlen Sie sich durch die folgenden Anregungen nicht unter Druck gesetzt! Vielleicht hilft es aber auch, in der aktuellen Situation aktiv zu werden für eine Verbesserung Ihrer Arbeitsbedingungen.

5.1 Rolle der Institution und Einrichtung

Wenn Sie als Behandler:in mit dem Suizid eines Patienten oder einer Patientin konfrontiert sind, ist die institutionelle Reaktion und Handhabung der Situation von zentraler Bedeutung für Ihre Verarbeitung dieses Ereignisses. Studien zeigten deutlich, dass sich viele Behandler:innen in dieser Situation mehr Empathie sowie emotionale und formale Unterstützung seitens ihrer Institutionen und Vorgesetzten nach dem Suizid eines Patienten oder einer Patientin gewünscht hätten (Wagner et al., 2020). Insbesondere eine verstärkte Kultur des Mitgefühls und der Anerkennung der psychischen Belastung durch einen Suizid wird bemängelt. Die Qualität und Quantität der Unterstützung nach einem Patientensuizid hängt maßgeblich von den institutionellen Rahmenbedingungen ab. So berichteten Mitarbeiter:innen beispielsweise davon, dass sie von ihren Vorgesetzten zum Schweigen über den Suizid aufgefordert wurden, um den Ruf der Klinik nicht zu gefährden (s. Fallbeispiel in Abschn. 2.5). In anderen Fällen mussten sich Behandler:innen die Supervision selbst organisieren (s. Fallbeispiel in Abschn. 2.6) oder diese sogar selbst bezahlen. Auch der Umgang mit dem Suizid im klinischen Alltag fällt häufig unzureichend aus: Einige Behandler:innen berichteten, dass dem Ereignis aus Zeit- und Personalmangel weder gegenüber Mitpatient:innen noch im Team Raum gegeben wurde. Auch mangelte es mitunter an einer angemessenen Überbringung der Todesnachricht, und es wurde ihnen die Nachricht über den Tod eines Patienten informell »auf dem Gang« übermittelt. Darüber hinaus schildern manche Behandler:innen, dass ihre Schuldgefühle in Fallkonferenzen eher verstärkt als aufgefangen worden seien. Juristische Sorgen blieben oft unbeantwortet, und viele fühlten sich von ihrer Institution in dieser Hinsicht alleingelassen. Hinzu kommt, dass die emotionale Verarbeitung häufig durch die Vielzahl administrativer Aufgaben, wie etwa die umfangreiche Dokumentation nach einem Suizid, in den Hintergrund gedrängt wurde.

Diesen negativen Erfahrungen von Behandler:innen im Kliniksetting können eine Reihe von strukturellen Maßnahmen entgegenwirken. Dazu gehören etwa die Benennung einer Postventionsbeauftragten bereits vor einem möglichen Patient:innensuizid, ein festgelegter Ablaufplan im Falle eines Suizides, strukturierte Nachbesprechungen, Supervisions- und Interventionsangebote, Weiterbildungen sowie postventionelle Interventionsangebote für die Mitarbeiter:innen, welche die Verarbeitung des Suizids unterstützen. Auf die verschiedenen Punkte wird im Folgenden eingegangen.

5.2 Beauftragte für Postvention

Die Einrichtung einer Postventionsbeauftragten oder eines Postventionsbeauftragten innerhalb einer Klinik oder Einrichtung ist dringend zu empfehlen, und zwar idealerweise vor dem tatsächlichen Eintreten eines Patientensuizids (Seibl et al., 2021). Diese verantwortliche Person sollte

- über fundierte Erfahrungen im Umgang mit Suiziden verfügen,
- entsprechende Fortbildungen in Suizidprävention und Postvention absolviert haben (z. B. als Trauerbegleiter:in) und
- in der Lage sein, betroffene Kolleg:innen als Peer empathisch und fachlich zu unterstützen.

Der / Die Postventionsbeauftragte kennt die internen Abläufe und Maßnahmen, die nach einem Suizid greifen sollten, und setzt diese in enger Zusammenarbeit mit der Klinik- und Einrichtungsleitung um. Seine / Ihre Rolle ist dabei nicht nur organisatorisch, sondern vor allem auch emotional und kommunikativ für das Team von großer Bedeutung.

Aufgaben der / des Postventionsbeauftragten

- Moderation von Teamgesprächen nach einem Suizid, um Raum für Emotionen, Reflexion und kollegiale Unterstützung zu schaffen

- Begleitung von Angehörigengesprächen, insbesondere in der ersten Phase nach dem Ereignis
- Vermittlung geeigneter externer Supervisor:innen
- Organisation und Begleitung von Trauer- und Gedenkritualen innerhalb der Klinik
- Ansprechperson für betroffene Behandler:innen, die sich mit Schuldgefühlen, Unsicherheiten oder juristischen Fragen konfrontiert sehen

Die Einführung einer Postventionsbeauftragten bzw. eines Postventionsbeauftragten trägt nicht nur zu mehr Handlungssicherheit im Umgang mit Suiziden im Klinikkontext bei, sondern fördert zugleich eine Kultur der Fürsorge und Offenheit. Sie stärkt als Ansprechperson mit Peer-Charakter die längerfristige psychische Gesundheit der Mitarbeitenden und trägt zur Qualitätssicherung in der Versorgung bei. Darüber hinaus kann sie helfen, das Vertrauen innerhalb des Teams zu stärken und die Reputation der Klinik durch einen professionellen und menschlichen Umgang mit schwierigen Situationen zu festigen.

5.3 Handlungsempfehlungen für Klinikleitungen nach einem Patientensuizid

Ein strukturierter und professioneller Umgang mit einem Suizid von Patient:innen ist entscheidend für die Stabilität des Teams und die Sicherheit der Mitpatient:innen. Daher ist es empfehlenswert, bereits im Vorfeld einen klaren Handlungsplan zu entwickeln, der im Falle eines Suizids greift (Illes et al., 2015). Die Klinikleitung trägt hierbei eine zentrale Verantwortung, insbesondere für die Koordination, Kommunikation und Durchführung der Handlungsempfehlungen. Diese berücksichtigt die verschiedenen Phasen und Aufgabenbereiche nach einem Patientensuizid und orientiert sich an den österreichischen Empfehlungen für Suizid-Postvention in psychosozialen und medizinischen Einrichtungen (Seibl et al., 2021) und den Leitlinien der *International Association of Suicide Prevention* (Grad, 2012).

Handlungsempfehlungen für Klinik- / Einrichtungsleitungen

(1) Sofortmaßnahmen am Tag des Ereignisses

Erste Schritte bei Suizid in der Einrichtung

- Notruf an Rettungsdienst oder Polizei absetzen
- Teamleitung, Geschäftsführung und ggf. Postventionsbeauftragte informieren
- Koordination der Betreuung der anderen Patient:innen
- Sicherstellung der Kommunikation der Klinikleitung mit Behörden, Angehörigen und relevanten Partner:innen

Umgang mit anderen Patient:innen

- Patient:innen aus dem unmittelbaren Umfeld des Geschehens räumlich distanzieren
- Tagesstruktur möglichst beibehalten, um Sicherheit zu vermitteln

Teamebene

- Teambesprechung einberufen und Organisatorisches klären
- Emotionale Befindlichkeiten erfragen und belastete Mitarbeitende entlasten

(2) Maßnahmen in den Folgetagen

Klinikleitung

- Persönliche Information an alle direkt betroffenen Mitarbeitenden (nicht per Aushang oder Telefon)
- Angehörige kontaktieren, kondolieren und Angehörigengespräch anbieten
- Weitere Patient:innen sensibel ohne Details über Suizid informieren

Strukturierte Nachsorge und Postvention

- Teammeeting mit Moderation (z. B. durch Postventionsbeauftragte)
- Einzel- oder Gruppengespräche für Mitpatient:innen
- Einzel- oder Gruppensupervision, Intervision, Fallbesprechung für Mitarbeitende
- Trauerrituale, Gedenken und Trauerverarbeitung fördern für Behandelnde und Mitpatient:innen

Dokumentation und rechtliche Aspekte

Offizieller Bericht zum Suizidfall, z. B.:

- Behandlungsverlauf
- Suizidabschätzung
- Kommunikation mit Behörden
- Rechtliche Prüfung (Datenschutz, Schweigepflicht, mögliche juristische Risiken)

Prävention und Weiterbildung

Schulungen für Mitarbeitende:

- Erkennen von Suizidrisiken
- Umgang mit suizidalen Patient:innen
- Strategien zur Selbstfürsorge und emotionalen Resilienz
- Integration von Postvention in Qualitätsmanagement und Fortbildung

5.4 Supervision und Intervision

Supervision ist für die meisten Betroffenen *die* zentrale Ressource nach einem Patientensuizid. Sie bietet einen professionellen Rahmen, in dem fachliche und emotionale Aspekte des Erlebten reflektiert werden können.

Nutzen Sie diese Möglichkeit, um eventuelle Schuld- und Versagensgefühle zu bearbeiten, Unsicherheiten im Umgang mit suizidalem Erleben Ihrer Patient:innen zu klären und wieder neue Zuversicht für den Umgang mit schwierigen Situationen zu gewinnen. Studien zeigten, dass fast die Hälfte der befragten Therapeut:innen sich nach einem Suizid Supervision oder andere professionelle Hilfen wünschte (Lehmann et al., 2025). Allerdings variiert die Qualität und Inanspruchnahme der Supervision: Ein Drittel der Studienteilnehmenden erhielt gar keine Supervision nach einem Patientensuizid, während 29 % der Befragten diese nicht nur erhielten, sondern auch als »sehr hilfreich« erlebten (Lehmann et al., 2025).

Nutzen Sie Supervision auch als Ausgleich für die oft unzureichende Ausbildung im emotionalen Umgang mit Suizidfällen. Supervisor:innen können Sie aktiv zur Selbstfürsorge anleiten und dabei unterstützen, Ihre Arbeitsbelastung temporär zu reduzieren – ein wichtiger Schritt, um langfristig gesund und handlungsfähig zu bleiben (Knox et al., 2006). Ein Supervisionsangebot nach einem Patientensuizid sollte in Kliniken daher ein Standard sein.

Ergänzend oder alternativ zur Supervision kann auch die Intervision eine wertvolle Unterstützung sein. In einem vertrauten, kollegialen Rahmen können Sie sich mit anderen Behandler:innen austauschen, Ihre Erfahrungen teilen und emotionale Belastungen gemeinsam reflektieren. In einer Studie von Lehmann et al. (2025) gaben 79 % der Befragten an, Intervisionen als »sehr hilfreich« bis »hilfreich« erlebt zu haben. Sie fanden häufiger statt als Supervisionen und wurden als besonders unterstützend wahrgenommen, da sie einen niedrigschwelligen, vertrauten Rahmen für Austausch und emotionale Verarbeitung bieten.

5.5 Suizidprävention und Weiterbildung

Als Therapeut:in tragen Sie eine große Verantwortung, nicht nur gegenüber Ihren Patient:innen, sondern auch gegenüber sich selbst und gegebenenfalls Ihrem Team. Die Forschung zeigt eindeutig: Der Umgang mit suizidalem Erleben und Verhalten sowie die Möglichkeit eines Suizids im Rahmen der klinischen Arbeit sollten in der Ausbildung deutlich intensiver behandelt werden, als es derzeit häufig der Fall ist (Kleespies, 1993; Lehmann et al., 2025). Viele Kolleg:innen berichten, dass sie sich durch ihre Ausbildung weder fachlich noch emotional ausreichend auf die Möglichkeit eines Patientensuizids vorbereitet fühlen. Diese Lücke kann zu Unsicherheit, Überforderung und im schlimmsten Fall zu langfristigen psychischen Belastungen bis hin zu einem Berufswechsel führen.

Um dem vorzubeugen, sind regelmäßige und strukturierte Schulungen zur Suizidprävention und Postvention wichtig, und zwar für das gesamte therapeutische Team. Diese Fortbildungen sollten bestenfalls nicht erst nach einem akuten Ereignis stattfinden, sondern präventiv, damit Sie in solchen akuten Krisensituationen sicher und professionell umsichtig handeln können. Neben fachlichem Wissen geht es dabei auch um emotionale und kommunikative Kompetenzen, die Ihnen helfen können, mit schwierigen Situationen empathisch und reflektiert gegenüber Ihren Kolleg:innen, den Angehörigen und Mitpatient:innen der verstorbenen Person umzugehen.

Besonders wichtig ist hierbei die Unterstützung und Schulung von Kolleg:innen, welche sich noch in Ausbildung befinden. Sie sind oft besonders vulnerabel gegenüber den psychischen Folgen eines Patientensuizids. Ein solcher Vorfall kann tiefgreifende Selbstzweifel auslösen, traumatisierende Erfahrungen mit sich bringen und im schlimmsten Fall zum Abbruch der Ausbildung führen. Deshalb ist eine frühzeitige, sensible und strukturierte Auseinandersetzung mit dem Thema Suizid in der Weiterbildung nicht nur ein Beitrag zur Qualitätssicherung, sondern auch ein Ausdruck von Fürsorge und Schutz gegenüber den zukünftigen Fachkräften im Gesundheitswesen.

5.6 Postventionsangebote

Während in der Palliativmedizin und palliativen Versorgung der Tod eines Menschen institutionell mitgedacht wird, wie beispielsweise durch etablierte Trauerrituale, Weiterbildungen oder Supervision für Mitarbeiter:innen, fehlen solche Strukturen bislang weitgehend in der psychiatrischen und psychotherapeutischen Versorgung. Wenn Sie als Behandler:in mit dem Suizid eines Patienten oder einer Patientin konfrontiert sind, stehen Sie häufig vor der Herausforderung, mit der emotionalen Belastung und der Trauer weitgehend allein zurechtkommen zu müssen. Statt einer unterstützenden Kultur, die Raum für Trauerreaktionen, Reflexion und kollegiale Begleitung bietet, erleben viele Behandler:innen eine institutionelle Leerstelle: Es gibt kaum formalisierte Prozesse und keine etablierten Rituale des Gedenkens, die – im Unterschied zu einer Suizidkonferenz (s. Abschn. 4.3) – gezielt auf die emotionale Dimension eines Suizidfalls und der damit zusammenhängenden Trauer eingehen. Institutionen sind dementsprechend gefordert, über rein organisatorische Maßnahmen hinauszugehen und eine Haltung zu entwickeln, die Trauer nicht tabuisiert, sondern als Teil der therapeutischen Arbeit anerkennt.

Ein Beispiel für eine solche strukturierte und unterstützende Maßnahme findet sich in der Intervention *Bereavement Debriefing Session* (Keene et al., 2010) wieder. Die Sitzungen beginnen meistens innerhalb einer Woche nach dem Tod der Patient:innen und richten sich an alle Berufsgruppen, die an der Versorgung eines verstorbenen Patienten beteiligt waren, und bieten einen geschützten Raum zur gemeinsamen Reflexion und emotionalen Verarbeitung. Die Teilnahme ist freiwillig, die Einladung erfolgt durch koordinierende Mitarbeitende. Die Sitzungen folgen einem klaren Ablauf: Nach einer Begrüßung und Vorstellung der Teilnehmenden werden die Umstände des Todes besprochen, persönliche Erfahrungen geteilt und individuelle Trauerreaktionen thematisiert. Besonders wichtig ist dabei die Möglichkeit, Erinnerungen an Patient:innen und deren Familien auszutauschen sowie Strategien zur Selbstfürsorge zu reflektieren. Der Abschluss der Sitzung würdigt die geleistete Arbeit mit den verstorbenen Patient:innen vor deren Tod und verweist auf weiterführende Unterstützungsangebote. Die Evaluation dieser Trauerintervention zeigt, dass es von den Teilnehmenden als hilfreich und bedeutungsvoll erlebt wurde (Keene et al., 2010). *Sie* stärkt nicht nur die emotionale Resilienz, sondern auch das professionelle Selbstverständnis der Mitarbeitenden. Ein solches Angebot kann daher ein wertvoller Bestandteil einer postventiven Kultur sein, welche auch im Kliniksetting Anwendung finden kann.

5.7 Peer-Support

Wenn Sie als Therapeut:in mit einem Suizidfall konfrontiert sind, kann der Austausch mit Kolleg:innen, die ebenfalls bereits einen Patienten oder eine Patientin durch einen Suizid verloren haben, besonders wertvoll sein. Peer-Support beschreibt genau diese Form der Unterstützung: Kolleg:innen teilen ihre eigenen Erlebnisse und bieten damit nicht nur Trost, sondern auch ein tiefes Verständnis für die komplexen Emotionen und Versagensängste, die in solchen Situationen auftreten können (Ellis & Patel, 2012). Studien zeigen, dass Peer-Support wesentlich zur Verarbeitung eines Patientensuizids beitragen kann. Ting und Kolleg:innen (2006) betonen, wie hilfreich es ist, mit Menschen in Kontakt zu treten, die selbst durch ähnliche Krisen gegangen sind. Dieser Austausch kann Ihnen das Gefühl vermitteln, mit der Belastung nicht allein zu sein. Er hilft dabei, die Realität zu akzeptieren, dass Suizide, so schmerzhaft sie auch sind, Teil des beruflichen Alltags für Therapeut:innen sein können. In anderen Gruppen, etwa bei Zugführer:innen oder Angehörigen nach einem Suizid, sind Peer-Support-Gruppen bereits etabliert und haben sich als wirksame postventive Maßnahme bewährt (Bartone et al., 2019). Auch im psychotherapeutischen Kontext können solche Gruppen dazu beitragen, Isolation zu vermeiden und einen kontinuierlichen, offenen Austausch zu ermöglichen. Sie bieten Raum für Reflexion, emotionale Entlastung und kollegiale Solidarität, Aspekte, die für Ihre eigene psychische Gesundheit von großer Bedeutung sein können.

Leider gibt es unseres Wissens nach in Deutschland – anders als in Großbritannien (Tamworth et al., 2022) – noch keine institutionalisierten Peer-Support-Gruppen für Therapeut:innen, die einen Patientensuizid erlebt haben. Regional und in Kliniksettings lässt sich so etwas aber gegebenenfalls leicht organisieren.

III Rechtliche Rahmenbedingungen

6 Rechtslage

Die rechtliche Situation rund um den Umgang mit suizidalen Patient:innen ist in geringerem Maße durch (berufs-)rechtliche Vorgaben oder Gesetze definiert als durch die einzelfallbezogene Rechtsprechung. In der Konsequenz ist es daher nahezu unmöglich, allgemeingültige Regeln, die in jedem konkreten Suizidfall einer juristischen Überprüfung standhalten würden, abzuleiten. Vielmehr entscheiden bei der juristischen Beurteilung gerade die spezifischen Umstände des Einzelfalls. Nichtsdestotrotz lässt sich natürlich ein Rahmen abstecken, der bei der Behandlung suizidaler Patient:innen besondere Beachtung finden sollte. Im Folgenden wird zunächst die Rechtslage rund um den Patientensuizid skizziert, bevor im Anschluss Hinweise dazu gegeben werden, wie Therapeut:innen sich möglichst »rechtssicher« verhalten können.

Grundsätzlich empfiehlt sich bei der Behandlung suizidaler Patient:innen – aus juristischer und therapeutischer Perspektive – eine enge Orientierung an der S 3-Leitlinie »Umgang mit Suizidalität«.

Grundlegendes

Im Rahmen der juristischen Prüfung eines Patientensuizids wird zwischen einer strafrechtlichen und einer zivilrechtlichen Haftung unterschieden. Bei der strafrechtlichen Haftung geht es darum, zu prüfen, ob die Tatbestände der *fahrlässigen Tötung* im Fall eines Suizids oder der *fahrlässigen Körperverletzung* im Fall eines Suizidversuchs erfüllt sind. Darüber hinaus kann es um die Frage gehen, ob möglicherweise der Tatbestand der *unterlassenen Hilfeleistung* nachgewiesen werden kann. Hier stehen somit ganz erhebliche Straftatbestände im Raum. Gleichzeitig sind entsprechende Verfahren in Folge von Patientensuiziden sehr selten. Nur dann, wenn es zu erheblichen Verletzungen des Ermessensspielraums kommt, werden die fahrlässige Tötung oder fahrlässige Körperverletzung in Betracht gezogen (Weber, 1999). Vorstellbar wäre dies beispielsweise, wenn im ambulanten Setting ein akut psychotischer Patient, der in verzweifeltem Zustand explizite Suizidankündigungen macht, keiner stationären Behandlung zugeführt wird bzw. keine engmaschige therapeutische Unterstützung erfährt. Vorstellbar wäre dies auch, wenn bei Patient:innen, die während oder nach einer Suizidhandlung angetroffen werden, keine unmittelbare erste Hilfe geleistet wird (Kleemann, 2004).

Deutlich häufiger als zu strafrechtlichen Untersuchungen kommt es zu zivilrechtlichen Untersuchungen und Prozessen. Hier geht es um die Frage, ob und inwieweit Schadensersatz für Gesundheits- und Vermögensschäden an Patient:innen, die einen Suizidversuch überlebt haben, oder an Angehörige von Suizidant:innen gezahlt werden muss. Darüber hinaus können auch Krankenversicherungen klagen, um einen finanziellen Schadensersatz für entstandene Behandlungskosten zu erhalten. Im Unterschied zur strafrechtlichen Haftung setzt die zivilrechtliche Haftung früher ein, d. h. bereits weniger erhebliche Behandlungsfehler können eine Schadenersatzklage begründen.

Wichtig

Grundsätzlich können eine Behandler:in oder eine Klinik dann für den Suizid / Suizidversuch von Patient:innen haftbar gemacht werden, wenn ein Behandlungsfehler vorliegt, der *ursächlich* für den Suizid / Suizidversuch war.

Dies bedeutet, dass eine Behandler:in ihren medizinisch-psychotherapeutischen Sorgfaltspflichten nicht ausreichend nachgekommen ist und dieser Mangel unmittelbar zu Verletzung oder Tod einer Patientin oder eines Patienten geführt hat. Es geht somit um die Beantwortung der Frage, ob ein Suizid / Suizidversuch mit an Sicherheit grenzender Wahrscheinlichkeit *nicht* eingetreten wäre, wenn die Behandler:in oder die Klinik sich korrekt verhalten hätten. Im Umkehrschluss bedeutet dies auch, dass ein Behandlungsfehler, der nicht ursächlich für den Suizid war, nicht zu einem Haftungsanspruch führt (z. B. OLG Köln, Az.: 5 U 127 / 23).

Ein Behandlungsfehler liegt dann vor, wenn die Behandlung oder Betreuung nicht dem anerkannten medizinischen Standard – typischerweise festgeschrieben in den entsprechenden Leitlinien – entspricht. Im Kontext suizidalen Erlebens und Verhaltens kann ein Behandlungsfehler zum Beispiel dann vorliegen, wenn:

(1) eine Suizidgefahr trotz eindeutiger Anzeichen nicht exploriert bzw. nicht regelmäßig genug exploriert wurde,
(2) notwendige therapeutische Maßnahmen unterlassen oder falsch durchgeführt wurden,
(3) die Überwachung von Patient:innen nicht ausreichte.

Im Fall, dass ein:e Behandler:in auf der Basis einer durchgeführten und dokumentierten Risikoexploration zu der Auffassung kommt, dass zum konkreten Zeitpunkt nicht mit einer Selbsttötung gerechnet werden muss, entsteht kein Schuldvorwurf. In diesem Sinne heißt es in einem aktuellen Urteil des Oberlandesgerichts Hamm (Az.: 26 U 15 / 22):

> »Ein Suizid ist nicht absolut vorherseh- oder vermeidbar (…). Die Verwirklichung der Selbsttötung oder der Versuch dessen ist nicht schon ein Indiz für eine Pflichtverletzung des behandelnden Arztes (…).«

Darüber hinaus gilt mit Blick auf die Behandlungs- und Überwachungspflichten, dass diese in einem sinnvollen und angemessenen Verhältnis zur Menschenwürde und zum Selbstbestimmungsrecht von Patient:innen stehen müssen (z. B. OLG Dresden, Az.: 4 U 1646 / 21). Ein längerfristig stark restriktiver Umgang mit suizidalen Patient:innen kann unter dieser Perspektive – therapeutisch und juristisch – unangemessen sein (Wienke, 2018). In diesem Sinne hat der Bundesgerichtshof in einem Urteil vom 23.09.1993 – III ZR 107 / 92 zusammenfassend festgestellt:

»Ein Suizid während des Aufenthalts in einem psychiatrischen Krankenhaus kann nie mit absoluter Sicherheit vermieden werden, gleichgültig, ob die Behandlung auf einer offenen oder einer geschlossenen Station unter Beachtung aller realisierbaren Überwachungsmöglichkeiten durchgeführt wird. Eine lückenlose Überwachung und Sicherung, die jede noch so fernliegende Gefahrenquelle ausschalten könnte, erscheint nicht denkbar. Zudem sind stets die Erfordernisse der Medizin zu beachten, die nach moderner Auffassung gerade bei psychisch Kranken eine vertrauensvolle Beziehung und Zusammenarbeit zwischen Patient und Arzt sowie Krankenhauspersonal auch aus therapeutischen Gründen als angezeigt erscheinen lassen. Entwürdigende Überwachungs- und Sicherungsmaßnahmen, soweit sie überhaupt zulässig sind, können nach heutiger medizinischer Erkenntnis eine erfolgversprechende Therapie gefährden. Ein zum Selbstmord Entschlossener findet ohnehin Mittel und Wege, seinen Plan auszuführen.«

In Bezug auf alle durchgeführten Maßnahmen gilt, dass diese gut dokumentiert werden müssen. Die Verpflichtung hierzu ergibt sich aus den Berufsordnungen für Psychotherapeut:innen und Ärzt:innen. Sind therapeutische Maßnahmen nicht dokumentiert, fehlen z. B. in der Patient:innenakte kontinuierliche Aufzeichnungen über die Entwicklung des psychopathologischen Befundes, liegt eine haftungsbegründende Fahrlässigkeit vor. Der Dokumentation kommt im Haftungsprozess darüber hinaus – wegen der sogenannten Beweiserleichterung – besondere Bedeutung zu. Typischerweise muss im Zivilrecht derjenige, der einen erlittenen Schaden behauptet, diesen schlüssig beweisen. Da Patient:innen dies in der juristischen Auseinandersetzung mit Behandler:innen vielfach nicht möglich sein dürfte, kann der Fall eintreten, dass nicht mehr der oder die Patient:in einen Behandlungsfehler nachweisen muss, sondern der oder die Therapeut:in die Richtigkeit der ergriffenen Maßnahmen beweisen muss. Die Grundlage hierfür bildet eine ausführliche Dokumentation. Das OLG Hamm führt hierzu – im Rahmen eines Urteils, in dem eine Klinik zur Schadenersatzzahlung verurteilt wurde – Folgendes aus:

»Das Fehlen der Dokumentation einer aufzeichnungspflichtigen Maßnahme begründet die Vermutung, dass die Maßnahme unterblieben ist (...) Es gehört gerade zur psychiatrischen Kernarbeit, den psychiatrischen Befund nicht nur fachlich korrekt zu erheben, sondern auch so zu dokumentieren, dass die Dokumentation als Grundlage für das Behandlungsteam zur Einschätzung von Sicherungs- und Therapiemaßnahmen genügt. Es muss gewährleistet sein, dass das gesamte ärztliche und pflegerische Team den gleichen Informationsstand hat« (OLG Hamm, Az.: 26 U 15/22).

Auf der anderen Seite kann eine explizite und regelmäßige Dokumentation suizidalen Erlebens eine unmittelbar entlastende Wirkung haben (OLG Köln, Az.: 5 U 112/23). Auf die Anforderungen an die Dokumentation wird weiter unten vertiefend eingegangen.

7 Therapeutische Erfordernisse

Die in den Berufsordnungen für Ärzt:innen und Psychotherapeut:innen festgeschriebene Sorgfaltspflicht umfasst die Pflicht, gewissenhaft und professionell zu handeln, um Schaden von Patient:innen abzuwenden und deren Wohl zu fördern. Hieraus ergibt sich im Umgang mit suizidalen Patient:innen, dass bestimmte Maßnahmen ergriffen werden müssen, um deren Sicherheit zu gewähren. Auf Basis der oben skizzierten Rechtsprechung werden im Folgenden Hinweise dazu gegeben, worauf im Umgang mit suizidalen Patient:innen – unter juristischer Perspektive – besonders geachtet werden muss.

7.1 Exploration suizidalen Erlebens und Verhaltens

Psychotherapeut:innen und Psychiater:innen müssen eine sorgfältige Exploration suizidalen Erlebens und Verhaltens unter verschiedenen Umständen routinemäßig durchführen (s. Abschn. 1.2). Eine entsprechende Abklärung empfiehlt sich bei

(a) Erstkontakten in psychosozialen und psychiatrischen (ambulanten und stationären) Institutionen,
(b) Veränderungen des Behandlungssettings (z. B. Verlegung oder Entlassung aus stationärer Behandlung) und des Überwachungsstatus (Einstellung einer Eins-zu-eins-Überwachung, Ausgang, Beurlaubungen, Belastungserprobungen),
(c) abruptem Wechsel des klinischen Erscheinungsbildes (plötzliche Zustandsverschlechterung oder -verbesserung),
(d) einer – trotz Behandlung – ausbleibenden Zustandsverbesserung oder graduellen Zustandsverschlechterung,
(e) Antizipation oder Eintreten eines bedeutsamen interpersonalen Verlustes bzw. psychosozialen Belastungsfaktors,
(f) Ausbruch einer körperlichen Erkrankung (insbesondere, wenn diese lebensbedrohlich ist und / oder mit körperlicher Entstellung, mit dem Verlust mentaler Funktionen oder mit massivem Schmerz assoziiert ist; vgl. Jacobs & Brewer, 2004).

Die Indikation zu einer ausführlichen Risikoabschätzung ergibt sich zudem natürlich immer, wenn Lebensmüdigkeit und Suizidalität vom Patienten bzw. der Patientin direkt geäußert werden bzw. indirekte Äußerungen und versteckte Hinweise der Patient:innen (wie z. B. »Ich habe Gedanken, die dürfte man gar nicht haben«) Suizidalität vermuten lassen.

Im Fall bestehender Suizidalität muss bei jedem Folgekontakt (inkl. Visiten im stationären Setting) das Fortbestehen suizidalen Erlebens und Verhaltens erneut proaktiv angesprochen und systematisch abgeklärt werden. Die Exploration soll dabei insbesondere auf eine etwaige Intensivierung suizidalen Erlebens und Verhaltens (z. B. Auftreten von Suizidimpulsen, Planungsverhalten, Suizidversuche, Einsatz des Notfallplans) fokussieren. Bei hochakuten Patient:innen (mit z. B. imperativem suizidbezogenen Stimmenhören, explizit bekundeter Suizidabsicht, Agitiertheit) sind tägliche Befundungen im stationären Setting erforderlich. Die kontinuierliche proaktive Ansprache und Überwachung suizidalen Erlebens und Verhaltens kann erst dann zurückgenommen werden, wenn sich über mehrere Sitzungen hinweg keine Anhaltspunkte für suizidales Erleben und Verhalten ergeben haben. Bei erneuten Verdachtsmomenten ist diese jedoch unmittelbar wieder aufzunehmen.

Mit Blick auf Umsetzung und Gestaltung einer (fortgesetzten) Risikoexploration existieren in der Literatur diverse Handlungsanleitungen (Jobes, 2023; Teismann & Friedrich, 2022).

7.2 Dokumentation

Sämtliche Kontakte mit suizidalen Patient:innen müssen sorgfältig dokumentiert werden: Was nicht dokumentiert wurde, hat unter juristischer Perspektive im Zweifelsfall nicht stattgefunden. Dokumentiert werden müssen die Bereiche der Risikoexploration (Beschaffenheit, Häufigkeit und Intensität suizidalen Erlebens und Verhaltens, Risikofaktoren, Warnzeichen, Protektivfaktoren), therapeutische Indikationsentscheidungen, angewendete / angeordnete Interventionen sowie Absprachen mit der betroffenen Person. Es reicht nicht aus, nur eine resultierende fachliche Einschätzung zu dokumentieren, sondern es muss die Beurteilungsgrundlage aus den konkreten Gesprächsinhalten ableitbar sein. Es kann sich anbieten, Aussagen der suizidalen Person beispielhaft in wörtlicher Rede zu dokumentieren. Schlussendlich ist darauf zu achten, dass die Dokumentation eindeutig formuliert, gut verständlich und gut lesbar ist.

Bei fortbestehendem suizidalem Erleben und Verhalten muss in jedem Befund eine Aussage hierzu dokumentiert werden. Wenn suizidales Erleben abgeklungen ist, ist dies eindeutig zu dokumentieren. Um ein Weiterbestehen suizidalen Erlebens und Verhaltens im Verlauf auszuschließen, ist die Dokumentation von Negativbefunden unumgänglich (z. B. »Weiterhin kein Anhalt für akute suizidale Gefährdung«).

Im Kontext einer stationären Behandlung muss auf eine zeitnahe und nachvollziehbare Dokumentation geachtet werden, um sicherzustellen, dass das gesamte Behandlungsteam die getroffene Einschätzung zur Suizidgefährdung des Patienten / der Patientin zur Kenntnis bekommt (z. B. in Übergaben und über das klinikinterne Krankenhausinformationssystem). Dabei ist auf Klarheit und exakte Terminologie zu achten.

Für die Dokumentation können entsprechende Vorlagen verwendet werden (s. Abb. 7.1).

Patient*in:		Therapeut*in:		Datum:
Sitzungs-Nr.:				Uhrzeit:
☐ ja ☐ nein	Suizidgedanken	Beschreibe*:		
	Häufigkeit:	.... pro Tag	.... pro Woche	.... pro Monat
	Dauer:	.... Sekunden	.... Minuten	.... pro Stunden
	Vorstellungsbilder:	Beschreibe*:		
☐ ja ☐ nein	Suizidplan	Methode:		Zugang: ☐ ja ☐ nein
		Methode:		Zugang: ☐ ja ☐ nein
		Ort:		
		Zeitpunkt:		
☐ ja ☐ nein	Suizidimpulse	Beschreibe*:		
☐ ja ☐ nein	Suizidvorbereitungen	Beschreibe*:		
☐ ja ☐ nein	Suizidabsicht (Selbstauskunft)	0 – 1 – 2 – 3 – 4 – 5 – 6 – 7 – 8 – 9 – 10 keine Absicht … starke Absicht		
☐ ja ☐ nein	Furchtlosigkeit vor Tod & Sterben	Beschreibe*:		
☐ ja ☐ nein	Suizidversuche	Anzahl:		
	Letzter Versuch (Wann: ....)	Beschreibe*:		
	Schwerster Versuch (Wann: ....)	Beschreibe*:		

Abbildung 7.1 Beispiel-Dokumentationsbogen (aus Teismann & Friedrich, 2022)

Die Dokumentation kann aber auch frei formuliert werden:

> »Risikofaktoren beinhalten männliches Geschlecht, Eheprobleme, Depression, Wut, Schuldgefühle. Bislang keine Diagnose einer psychischen Störung, keine Vorgeschichte von Suizidgedanken und -versuchen. Vor Kurzem abgebrochener Suizidversuch mit eigener Schusswaffe bei minimaler Vorausplanung, jedoch hoher objektiver und subjektiver Absicht. Keine Hinweise auf Halluzinationen, psychotische Symptome oder Substanzmissbrauch. Schusswaffe zeitweilig von Freund verwahrt. Weitere Risiko- und Schutzfaktoren auf Anamnesebögen vermerkt. Notfallplan gemeinsam mit Patient entwickelt; dieser hat aktiv mitgearbeitet und die Verwendung zugesagt. Basierend auf dieser Kombination von Risiko- und Schutzfaktoren wird das Gesamtrisiko als moderat eingeschätzt. Die Sicherheit einer ambulanten Behandlung wird aktuell als ausreichend eingeschätzt. Eine stationäre Aufnahme ist derzeit nicht angezeigt« (Bryan & Rudd, 2025, S. 78).

Im Fall, dass es zu einem Patientensuizid kommt, darf die Dokumentation nicht nachträglich verändert werden. Sie kann jedoch zeitnah ergänzt werden, wenn wichtige Informationen fehlen.

7.3 Interventionen und Schutzmaßnahmen

Bei bestehendem suizidalem Erleben sind Therapeut:innen verpflichtet, über geeignete Interventionen zu informieren und diese einzuleiten. Die Art der Intervention bestimmt sich dabei nach den situativen-therapeutischen Erfordernissen, d. h., es handelt sich um eine individualisierte Entscheidung, die bestenfalls kollaborativ gemeinsam mit den Patient:innen getroffen wird. Es kann darum gehen, engmaschigere therapeutische Kontakte anzubieten, eine Krisenintervention oder eine suizidspezifische Psychotherapie zu veranlassen, eine medikamentöse Behandlung zu initiieren bzw. anzupassen oder eine (freiwillige / unfreiwillige) Einweisung in eine psychiatrische Klinik vorzubereiten.

Im Fall, dass – aus dem ambulanten Setting heraus – eine unfreiwillige stationäre Unterbringung veranlasst werden soll, ist es wichtig, dass die suizidale Person nicht mehr alleine gelassen wird. Gleichzeitig besteht natürlich nicht die Verpflichtung, die Person körperlich am Verlassen der Praxis zu hindern. Auf gar keinen Fall sollte die Person in der Praxis oder einem Therapieraum eingeschlossen werden! Sollte die Person aus der Praxis fliehen, dann muss umgehend eine Fahndung durch die Polizei veranlasst werden. Sobald man die Polizei, den Rettungsdienst, den Krisendienst oder den sozialpsychiatrischen Dienst kontaktiert, verstößt man zumeist gegen die Schweigepflicht, so wird ein Patient oder eine Patientin im Kontext einer unfreiwilligen stationären Unterbringung in aller Regel kein Einverständnis zur Kontaktaufnahme geben. Da jedoch ein höheres Rechtsgut (das Leben der betroffenen Person) auf dem Spiel steht, handelt es sich um einen sogenannten *rechtfertigenden Notstand*, innerhalb dessen der Bruch der Schweigepflicht tolerierbar ist.

Stationäre Unterbringung

Im Fall akuter Suizidgefährdung, fehlender Absprachefähigkeit und fehlender Bereitschaft, sich freiwillig in einer Klinik behandeln zu lassen, muss eine notfallmäßige stationäre Einweisung, ggf. gegen den Willen der Betroffenen, veranlasst werden (BÄK et al., 2022). In Deutschland gibt es zwei Möglichkeiten, eine entsprechende Unterbringung bei erwachsenen Patienten zu veranlassen: 1.) Die Unterbringung nach dem PsychKG (Psychisch-Kranken-Gesetz oder je nach Bundesland: Unterbringungsgesetz, Freiheitsentziehungsgesetz) und 2.) die Unterbringung nach dem BGB § 1906 (Bürgerliches Gesetzbuch).

- **Unterbringung nach dem PsychKG**: Es gibt in allen Bundesländern ein Ländergesetz, welches freiheitsentziehende Maßnahmen bei psychisch Kranken regelt (meist PsychKG oder Unterbringungsgesetz bzw. Freiheitsentziehungsgesetz). Diese Gesetze sind auf Bundesländerebene geregelt. Inhaltlich ist allen gemeinsam, dass es eine unmittelbar bevorstehende akute Gefährdung aufgrund einer psychischen Krankheit geben muss. Diese Gefährdung kann den Patienten selbst (Selbstgefährdung) oder andere (Fremdgefährdung) betreffen. Zweck einer Unterbringung nach PsychKG ist die Gefahrenabwehr (nicht eine Behandlung). Im Rahmen einer Unterbringung nach dem PsychKG sind auch Zwangsmedikationen und Sicherungsmaßnahmen (z. B. Fixierungen) zur unmittelbaren Gefahrenabwehr möglich. Über die Zulässigkeit der Unterbringung und einer etwaigen Zwangsmedikation muss ein Richter entscheiden. Es handelt sich um eine Maßnahme, die nur genutzt wird, wenn alle anderen Möglichkeiten ausgeschöpft wurden.
- **Unterbringung nach dem BGB § 1906**: Voraussetzung für eine Unterbringung nach dem BGB § 1906 ist, dass eine gesetzliche Betreuung der Patientin oder des Patienten besteht. Eine Unterbringung nach dem BGB kann nur zum Wohle der betroffenen Person selbst erfolgen, nicht zum Schutze Dritter. Die Unterbringung nach dem Bürgerlichen Gesetzbuch (BGB) dient der Heilbehandlung und muss somit eine Aussicht auf Erfolg haben. Sowohl die medizinische Notwendigkeit als auch die Erfolgsaussichten müssen in einem fachärztlichen Zeugnis dargelegt werden.

In Bezug auf Kinder und Jugendliche kann die Unterbringung auch nach PsychKG erfolgen, sie kann aber auch als Unterbringung nach dem BGB § 1631 (Bürgerliches Gesetzbuch) bzw. als Inobhutnahme nach SGB VIII § 42 erfolgen:

- **Unterbringung nach BGB § 1631**: Eine Unterbringung nach BGB § 1631 ist bei Zustimmung der Eltern / Sorgeberechtigten zu bevorzugen. Dieser Weg der Unterbringung erfordert eine richterliche Genehmigung nach einem Antrag der Eltern / Sorgeberechtigten und einer ärztlichen Stellungnahme mit Begründung für die Unterbringung beim zuständigen Familiengericht. Eine Unterbringung ist darüber hinaus auch bis zum Eintreffen der zuständigen Familienrichterin bei der noch ausstehenden ausdrücklichen Genehmigung möglich, wenn damit ein Aufschub von Gefahr verbunden ist.

- **Inobhutnahme nach SGB VIII § 42:** Eine Inobhutnahme durch das Jugendamt mit Unterbringung in einer geeigneten Einrichtung (dies kann eine Kinder- und Jugendpsychiatrie sein) ist möglich, wenn das Kind oder die Jugendliche darum bittet oder eine dringende Gefahr für das Wohl des Kindes oder der Jugendlichen vorliegt. Dies gilt für den Zeitraum von maximal 24 Stunden und erfordert das Einverständnis der Patientin und / oder der Eltern / Sorgeberechtigten oder eine familiengerichtliche Entscheidung. Eine Unterbringung über eine Inobhutnahme durch das Jugendamt kann demnach ebenfalls erfolgen, wenn die Eltern / Sorgeberechtigten nicht kommen können oder wollen. Dies greift auch, sollten die Eltern / Sorgeberechtigten gar eine Unterbringung ablehnen bei gleichzeitiger Gefährdungslage bei ausbleibender Unterbringung für Leib und Leben – nach ärztlicher Einschätzung – für das Kind bzw. die Jugendliche.

In Abhängigkeit vom Grad der Suizidgefahr muss – im stationären Setting – des Weiteren über die Art der Überwachung entschieden werden: Dies kann von regelmäßigen Kontrollen bis hin zu einer ständigen Einzelbetreuung und / oder Fixierungsmaßnahmen reichen. Die Überwachungsintensität muss an die aktuelle Gefährdungslage angepasst sein.

Bei der Auswahl und Implementierung von Interventionen empfiehlt sich eine Orientierung an der Leitlinie zum Umgang mit Suizidalität. In der Leitlinie wird der anerkannte medizinische Standard festgehalten, der im Zweifelsfall zur juristischen Beurteilung der Angemessenheit einer Intervention herangezogen wird. Wenn in (Einzel-) Fällen von den Leitlinienempfehlungen abgewichen wird, dann sollte dies gut explizit begründet und ausführlich dokumentiert werden.

Fazit

Viele der beschriebenen Rahmenbedingungen klingen möglicherweise erst mal weniger entlastend, als vielmehr besorgniserregend. Gleichwohl sei betont, dass der juristische Rahmen unseres therapeutischen Handelns breit angelegt ist. Wenn Sie Suizidalität angesprochen und ein Gespräch ermöglicht haben, wenn Sie in Reaktion auf diese Maßnahmen ein therapeutisches Angebot gemacht und unter Umständen Schutzmaßnahmen veranlasst haben, wenn Sie schlussendlich suizidales Erleben und Verhalten im Lauf der Behandlung im Blick behalten haben, dann haben Sie das getan, was Sie unter juristischer und therapeutischer Perspektive tun mussten.

7.4 Ausblick

Wir hoffen, dass Ihnen das Buch dabei helfen konnte, sich infolge eines Patientensuizids weniger alleine, weniger verantwortlich und weniger selbstkritisch zu fühlen. Bestenfalls konnten Sie Ihre Haltung zu suizidalen Patient:innen, zu Ihrer therapeutischen Rolle und Ihrem gegenwärtigen Berufsumfeld reflektieren und haben Sicherheit im Umgang mit suizidalen Patient:innen zurückgewonnen. Der Weg zurück zu einer therapeutischen Selbstverständlichkeit im Umgang mit suizidalen Patient:innen bleibt ein langer. Es wird immer wieder Patient:innen geben, die einen besorgt zurücklassen. Nichtsdestotrotz hilft u. E. ein klares Verständnis davon, wofür wir als Therapeut:innen Verantwortung übernehmen können und wofür nicht. Eine Orientierung an den juristischen Rahmenbedingungen therapeutischen Handelns wie auch das Wissen um therapeutische Techniken und Interventionen im Umgang mit suizidalen Patient:innen ist hierfür sicher unabdingbar.

Viele der hier beschriebenen Inhalte werden vermutlich erst dann echte Glaubwürdigkeit erlangen, wenn Sie sich gemeinsam mit Kolleg:innen in der Supervision oder der Intervision hierüber austauschen. Hierzu möchten wir Sie noch mal explizit ermuntern. Insbesondere da in der Supervision / Intervision eine Vertiefung all der hier – für den Selbsthilfebereich beschriebenen – Techniken möglich ist. Gerade zum Umgang mit Selbstkritik bieten die Schematherapie, die Compassion Focused Therapie und die emotionsfokussierte Therapie noch viele weitere (erlebensorientierte) Herangehensweisen. Natürlich braucht es ohnehin eine angepasste Herangehensweise, wenn sich infolge eines Patient:innensuizids eine Posttraumatische Belastungsstörung entwickelt hat, weil man den Suizid der verstorbenen Person miterleben musste oder die Person aufgefunden hat.

Nehmen Sie sich die Zeit und die Unterstützung, die Sie in dieser Zeit brauchen! Und kämpfen Sie – wenn Sie Kraft zurückgewonnen haben und es zu Ihrem Arbeitsumfeld passt – für eine institutionelle Infrastruktur, die auf das Auftreten von Patient:innensuiziden vorbereitet ist.

Hilfreiche Materialien

Im Folgenden finden Sie eine Übersicht über hilfreiche Informationen, Materialien sowie Unterstützungsangebote für Hinterbliebene nach einem Suizid.

- AGUS e. V. (Angehörige um Suizid): https://www.agus-selbsthilfe.de/
- VEID e. V. (Bundesverband Verwaiste Eltern und trauernde Geschwister in Deutschland e. V.): https://www.veid.de/
- S 3-Leitlinie Umgang mit Suizidalität: https://register.awmf.org/de/leitlinien/detail/038-028
- IASP (International Association for Suicide Prevention): https://www.iasp.info/
- NaSPro (Nationales Suizidpräventionsprogramm): https://www.suizidpraevention.de/
- Suche nach Selbsthilfegruppen: https://www.nakos.de/

Anhang

Hinweise zum Arbeitsmaterial

Die Arbeitsmaterialien sind im E-Book enthalten, das Ihnen auf www.psychotherapie.tools zur Verfügung steht. Eine Anleitung zum Download sowie den Einlöse-Code finden Sie ganz vorne im Buch. Nachfolgend finden Sie eine Übersicht über alle Materialien sowie eine kurze Beschreibung.

AB 1 Analyse des Suizids
Es empfiehlt sich, eine Analyse der Geschehnisse im Rahmen einer Supervision / Intervision durchzuführen. Dabei können Sie sich an den hier aufgeführten Fragen und Komponenten orientieren.

AB 2 Reflexion: eigenes Verhalten
Oft zeigt sich, dass wir in Bezug auf negative Erfahrungen anderer Menschen eher multifaktorielle Erklärungen zulassen (und sie somit weniger negativ bewerten), während wir in Bezug auf uns selbst oft nur eine Erklärung – unser eigenes Fehlverhalten – zulassen (und uns somit stark negativ bewerten). Daher haben Sie auf diesem Arbeitsblatt die Möglichkeit, Ihr eigenes Verhalten so objektiv wie möglich zu beurteilen.

AB 3 Reflexion: Verhalten der verstorbenen Person
Auf diesem Arbeitsblatt stellen Sie sich auf Basis der detaillierten Analyse nunmehr die Frage, welche Einflussfaktoren im Leben der verstorbenen Person von Relevanz für den Suizid gewesen sein könnten.

AB 4 Auseinandersetzung mit Schuldgefühlen
Auf diesem Arbeitsblatt können Sie einen genauen Blick auf Ihre Schuldgefühle werfen und eine etwaige Funktionalität dieser bewerten.

AB 5 Auseinandersetzung mit Schamgefühlen
Die Fragen dieses Arbeitsblatts dienen dazu, vorherrschende Schamgefühle genauer in den Blick zu nehmen und durch einen Perspektivwechsel zu hinterfragen.

AB 6 Hilfreiche Fragen zur Distanzierung von belastenden Vorstellungen
Sammeln Sie auf diesem Arbeitsblatt die Ideen / Annahmen / Überzeugungen, die Sie in besonderer Weise belasten. Die folgenden Fragen fokussieren darauf, ob bestimmte Annahmen unter verschiedenen Perspektiven richtig und hilfreich sind.

AB 7 Problematische Denkmuster
Das Arbeitsblatt dient dazu, abzuschätzen, ob und inwieweit bestimmte Annahmen und Überzeugungen durch sogenannte Denkfehler charakterisiert sind.

AB 8 Selbstmitgefühl stärken
Wir haben die kritischen Stimmen in uns in der Regel so gut eingeübt, dass ein flüchtiger mitfühlender Gedanke gegen sie kaum eine Chance hat. Die Fragen auf diesem Arbeitsblatt helfen bei einem Perspektivwechsel.

AB 9 Mein mitfühlendes Selbst

Diese Übung (u. a. aus Willutzki & Teismann, 2024, S. 53) dient der Vertiefung des Selbstmitgefühls. Nehmen Sie sich ausreichend Zeit und Ruhe, um diese durchzuführen.

AB 10 Selbstwertgefühl stärken

Mithilfe der Fragen auf diesem Arbeitsblatt können Sie sich explizit dazu Gedanken machen, was Sie an sich als Therapeut:in mögen und was Patient:innen und Kolleg:innen an Ihnen als Therapeut:in schätzen könnten.

AB 11 Umgang mit imaginierten Bildern vom Suizid

Diese Schreibübung (aus Wagner, 2019, S. 69) dient einer sachlichen Auseinandersetzung mit dem, was Sie über den Sterbeprozess der Suizidantin / des Suizidanten wissen.

AB 12 Sinnerleben

Wenn Sie mit der Entscheidung kämpfen, ob der therapeutische Beruf nach wie vor der richtige für Sie ist, nehmen Sie sich Zeit für die Beantwortung der Fragen auf diesem Arbeitsblatt. Diese helfen, die eigene Einschätzung zu überdenken.

AB 13 Selbstwirksamkeit

Welches Wissen, welche Unterstützung, welche Rahmenbedingungen und welche Haltung brauchen Sie, um sich der therapeutischen Aufgabe (wieder) gewachsen zu fühlen? Reflektieren Sie dies auf dem Arbeitsblatt.

Analyse des Suizids

(1) Informationen zur Person. Stellen Sie alle wichtigen Informationen zur verstorbenen Person zusammen:
- Alter
- Geschlecht
- Diagnose(n)
- Suchtmittelkonsum
- Psychopathologischer Befund
- Familiäre Situation und Lebensbedingungen
- Bisherige Behandlungsgeschichte
- Frühere Suizidversuche
- Familiäre Suizide / Suizidversuche
- Suizidgedanken und Suizidversuche während der Behandlung

(2) Therapieverlauf. Stellen Sie alle wichtigen Informationen zur Behandlung der verstorbenen Person zusammen:
- Anzahl an Sitzungen
- Therapiedauer
- Ziele
- Therapiemotivation
- Interaktionsverhalten
- Qualität der therapeutischen Beziehung
- Therapieinhalte
- Therapieverlauf
- Besonderheiten im Therapieverlauf (inkl. Lebensereignisse, Stressoren)
- Einbezug von Angehörigen / Freund:innen
- Kontakt zu Mitbehandler:innen
- Gesetzliche Betreuer:innen
- Therapiefortschritte

(3) Umgang mit suizidalem Erleben und Verhalten. Vergegenwärtigen Sie sich detailliert, wie Sie mit dem suizidalen Erleben / Verhalten der Person umgegangen sind:
- Gab es Hinweise auf suizidales Erleben während der Behandlung?
- Hat die Person suizidales Erleben offengelegt?
- Wann wurde eine Risikoexploration durchgeführt?
- Welche Inhalte wurden abgeklärt?
- Was hat die Person genau berichtet?
- Wie wurde die Absprachefähigkeit festgestellt?
- Wie wurde die Distanzierungsfähigkeit festgestellt?
- Wurde eine Veränderung des therapeutischen Settings erwogen / durchgeführt?
- Wäre eine striktere Behandlung u. U. gegen den Willen der Person möglich gewesen?
- Welche therapeutischen Interventionen zur speziellen Behandlung suizidalen Erlebens / Verhaltens wurden durchgeführt? Mit welchem Erfolg?
- Wie lange stand suizidales Erleben / Verhalten im Fokus der Behandlung?

- Welche Absprachen wurden getroffen?
- Wie regelmäßig wurde eine Risikoexploration wiederholt?
- Wie hat sich suizidales Erleben / Verhalten über den Therapieverlauf verändert, wenn überhaupt?
- Wussten andere Personen von den Suizidgedanken / Suizidabsichten der verstorbenen Person?
- Erfolgte eine supervisorische / intervisorische Begleitung der Behandlung?

(4) **Letzte Sitzung vor dem Suizid**. Vergegenwärtigen Sie sich die letzte Sitzung oder auch den letzten Kontakt, den Sie mit der verstorbenen Person hatten:
- Welche Inhalte wurden in der letzten gemeinsamen Sitzung behandelt?
- Stand suizidales Erleben / Verhalten im Fokus der Sitzung?
- Wenn ja, auf welche Weise? Wenn nein, warum nicht?
- Wie hat die Person gewirkt?
- Gab es Auffälligkeiten bzw. Aspekte, die sich aus der Rückschau als Hinweis auf verstärkte Suizidalität lesen lassen?
- Wie war die therapeutische Beziehung?
- Welche Absprachen wurden in der Sitzung getroffen?

(5) **Suizidereignis**. Stellen Sie alle wichtigen Informationen zum Suizid selbst zusammen:
- Wie haben Sie von dem Ereignis erfahren?
- Durch wen?
- Wann haben Sie davon erfahren?
- Wann ist es zum Suizid gekommen (und wie war der zeitliche Abstand zu Ihrem letzten therapeutischen Kontakt)?
- Was ist Ihnen zu dem Suizid bekannt (Ablauf, Ort, Methode)?
- Gab es Reanimationsversuche?
- Gibt es einen Abschiedsbrief?

(6) **Post-Suizid**. Stellen Sie alle Informationen dazu, was nach dem Suizid passiert ist, zusammen:
- Gab es Kontakt zur Polizei und / oder zur Staatsanwaltschaft, zu Angehörigen, zu Betreuer:innen, Mitbehandler:innen?
- Wie war die Reaktion der verschiedenen Personen?
- Gibt es Vorwürfe?
- Wenn ja, welche?
- Stehen weitere Gespräche aus?
- Drohen rechtliche Komplikationen?

(7) **Hypothesen**. Stellen Sie sämtliche Hypothesen, die Sie zum »Warum« des Suizids haben, zusammen:
- Wie erklären Sie sich den Suizid?
- Welche Motive für das Sterben könnten ausschlaggebend gewesen sein?
- Denken Sie, dass es sich um einen lang geplanten Suizid gehandelt hat, oder ist von einem »Unfall«-Suizid auszugehen?

Reflexion: Eigenes Verhalten

Stellen Sie sich auf Basis der detaillierten Analyse als Erstes die Frage, wie Sie das Verhalten einer Kollegin oder eines Kollegen erklären und beurteilen würden, die oder der die gleichen Fähigkeiten wie Sie hat und in der gleichen Situation wie Sie auf die gleiche Weise gehandelt hätte.

Wie würden Sie erklären, warum die Person so und nicht anders gehandelt hat? Würden Sie diese Person verurteilen? Hätten Sie mehr von der Person erwartet? Wie würden Sie das Verhalten der Person erklären?

....

....

Nutzen Sie die folgenden Fragen, um weiter zu prüfen, ob und inwieweit die Schuld für den Patientensuizid bei Ihnen liegt. Beantworten Sie die folgenden Fragen schriftlich, so als würde es sich um einen Anhörungsbogen handeln:

Was war damals Ihr Grund, sich so zu verhalten?

....

....

In welchem Zustand befanden Sie sich damals, vor dem Ereignis?

....

....

Wie viel Zeit hatten Sie, genau zu überlegen und zu entscheiden, wie Sie sich am besten verhalten sollten?

....

....

Abgesehen von Ihren Gefühlen, was sollte man noch berücksichtigen, wenn man beurteilt, wie Sie sich verhalten haben?

....

....

Welchen Einfluss hatten Sie auf das Verhalten des Suizidanten?

....

....

Reflexion: Eigenes Verhalten

Welchen Einfluss hatten Mitbehandler:innen (z. B. Vorgesetzte, das Stationsteam, Betreuer:innen) und wie viel Einfluss hatten Sie wiederum auf deren Entscheidungen / Einschätzungen?

....

....

Was hätte die Suizidantin oder der Suizidant mutmaßlich gemacht, wenn Sie ... getan / nicht getan hätten?

....

....

Wäre es möglicherweise auch dann zu dem Suizid gekommen, wenn Sie sich anders verhalten hätten, oder würden Sie Ihr Verhalten als ursächlich für den Suizid sehen?

....

....

Hätte es irgendeine Möglichkeit gegeben, vorherzusehen, was passieren würde?

....

....

Könnte es sein, dass Sie sich so verhalten haben, weil Sie nicht wissen konnten, was passieren würde?

....

....

Gehen Sie nun sämtliche Fragen nochmals durch und treten Sie dabei explizit aus der Rolle der Selbstanklägerin / des Selbstanklägers – oder der Staatsanwaltschaft – heraus und nehmen Sie die Rolle des eigenen Verteidigers / der eigenen Verteidigerin ein. Wie würden Sie aus Perspektive der Verteidigung antworten? Versuchen Sie, die Rolle der Verteidigung so gut wie möglich zu spielen und machen Sie sich klar, dass man als Verteidiger:in nicht von der Unschuld einer Klient:in (also der eigenen Unschuld) überzeugt sein muss – man muss nur seine Aufgabe ernst nehmen!

Tipp

Schreiben Sie alle Antworten aus Perspektive der Verteidigung zunächst auf (und bleiben Sie dabei unbedingt in der Rolle), machen Sie dann eine Pause und prüfen erst im Anschluss, ob an den Antworten der Verteidigung etwas dran ist oder dran sein könnte. Stellen Sie sich hierzu wieder die Frage, ob Sie den Antworten der Verteidigung zustimmen könnten, wenn Sie sich nicht auf Ihr eigenes Verhalten, sondern auf das eines Kollegen / einer Kollegin in Ihrer Situation beziehen würden.

AB 3 • T

Reflexion: Verhalten der verstorbenen Person

Stellen Sie sich auf Basis der detaillierten Analyse nunmehr die Frage, welche Einflussfaktoren im Leben der verstorbenen Person von Relevanz für den Suizid gewesen sein könnten. Notieren Sie hierzu alle Einflussgrößen, die Ihnen bedeutsam erscheinen (auch dann, wenn Sie deren Einfluss als gering erachten).

....

....

....

....

....

Gehen Sie im Einzelnen noch mal durch, ob …

- Angehörige / Kolleg:innen / andere Behandler:innen Einfluss gehabt haben,
- bestimmte Lebensumstände (z. B. Trennungen, Todesfälle, Streitigkeiten, Arbeitslosigkeit, finanzielle Probleme) Bedeutung gehabt haben könnten,
- psychische und / oder körperliche Erkrankungen relevant gewesen sein könnten,
- Suchtmittelkonsum eine Rolle gespielt haben könnte,
- bestimmte Persönlichkeitseigenschaften (z. B. Impulsivität, Aggressivität, Verbitterung) berücksichtigt werden sollten,
- Symptome (z. B. Schlafstörungen, Dissoziation, Panik) bedeutsam gewesen sein könnten,
- situative Einflüsse (z. B. Vorhandensein von Mitteln, Zufall) Beachtung finden müssen.

Nutzen Sie nun ein Tortendiagramm und zeichnen Sie zu jeder einzelnen Ursache, die Sie aufgeschrieben haben, ein »Kuchenstück« in dieses Diagramm ein (s. Abb.). Die relative Bedeutsamkeit der einzelnen Ursachen für den Patientensuizid ergibt sich aus der Größe des Kuchenstücks. Zeichnen Sie Ihren Einfluss auf den Patientensuizid als Letztes ein.

Reflexion: Verhalten der verstorbenen Person

Wichtig

Die Übung dient dazu, der Komplexität eines Suizids gerecht zu werden. Es geht nicht darum, anderen die Schuld zuzuschieben. Und es geht auch nicht darum, beweisen zu wollen, dass Sie auf gar keinen Fall einen Fehler gemacht haben können.

Natürlich kann in Folge der genauen Betrachtung der Situation deutlich werden, dass Sie einen Fehler gemacht haben, und es kann auch deutlich werden, dass eine Teilschuld besteht. Wenn tatsächlich eine Teilschuld gegeben ist, dann lässt sich aus dem Tortendiagramm gleichwohl ablesen, dass es – wenn überhaupt – immer nur um eines gehen kann: eine Teilschuld! Niemand ist vollumfänglich für das Verhalten einer anderen Person verantwortlich.

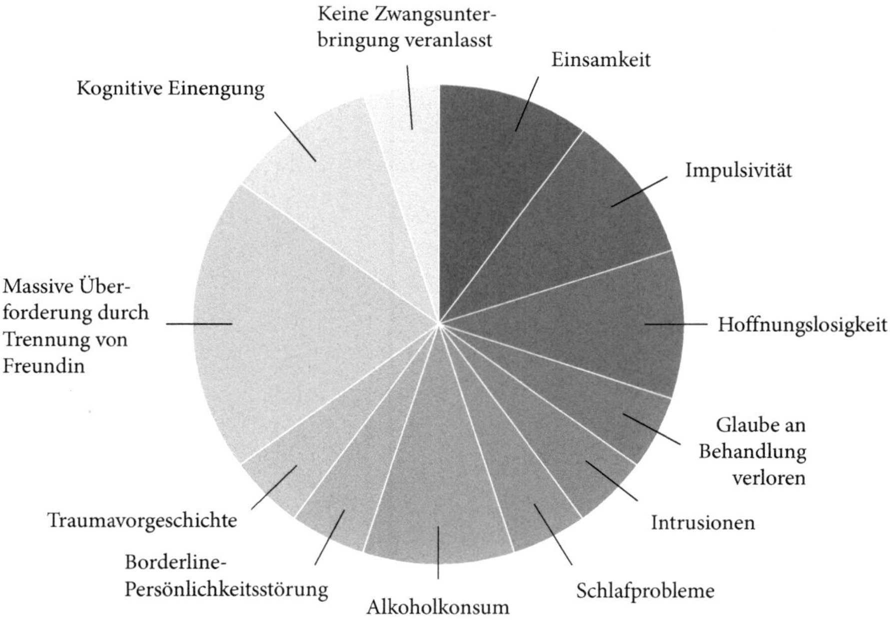

Abbildung Beispielhaftes Tortendiagramm einer Therapeutin, die sich nach einem Patientensuizid vorwarf, keine Zwangsunterbringung veranlasst zu haben

AB 4 • T

Auseinandersetzung mit Schuldgefühlen

Im Fall, dass sich Ihre Schuldgefühle – trotz stichhaltiger Relativierungen – nicht beruhigen lassen, ist es sinnvoll, eine etwaige Funktionalität von Schuldgefühlen in den Blick zu nehmen:

- Was wären Sie für ein Mensch, wenn Sie nach dem Vorgefallenen keine Schuldgefühle hätten?
- Was würde das über Sie aussagen?
- Wenn Sie keine Schuld / Verantwortung für den Patientensuizid tragen würden, was würde das für den (zukünftigen) Umgang mit suizidalen Patient:innen bedeuten?

....

....

....

....

....

....

....

....

....

....

....

....

....

Auseinandersetzung mit Schamgefühlen

Im Falle auftretender Schamgefühle können Sie die folgenden Fragen nutzen, um mehr Klarheit über Ihre eigene Reaktionsweise zu gewinnen (vgl. Lammers, 2024):

Welche Gedanken begleiten das Schamerleben?

....

....

Welche Gedanken fördern das Schamerleben?

....

....

Welche Körperempfindungen gehen damit einher?

....

....

Welchen Handlungsimpuls verspüren Sie?

....

....

Ist es sinnvoll, diesem Impuls nachzugeben?

....

....

Anschließend können Sie überlegen, wie Sie auf einen Kollegen oder eine Kollegin blicken würden, der oder die das Gleiche erlebt hat wie Sie:

Würden Sie denken, dass diese Person sich schämen sollte?

....

....

Auseinandersetzung mit Schamgefühlen

Würden Sie denken, dass die Person sich unmöglich verhalten hat?

....

....

Würden Sie denken, dass die Person an der weiteren Berufsausübung gehindert werden sollte?

....

....

Wichtig

Wenn Sie diese Fragen nicht klar bejahen, dann besteht eine gute Chance, dass andere Personen auch Ihnen gegenüber weniger kritisch auftreten, als Sie es gerade befürchten.

Nutzen Sie sodann die Fragentrias des »Balancing Outs« (Beck, 2024), um sich auf verschiedene Szenarien vorzubereiten:

Was ist das Schlimmste, das Ihnen passieren kann bzw. was andere von Ihnen denken könnten?

....

....

Was ist das Beste, das Ihnen passieren kann bzw. was andere von Ihnen denken könnten?

....

....

Was ist das Wahrscheinlichste, das Ihnen passieren wird bzw. was andere von Ihnen denken könnten? Könnten Sie das aushalten?

....

....

Hilfreiche Fragen zur Distanzierung von belastenden Vorstellungen

Nutzen Sie typische Methoden der Infragestellung aus der Kognitiven Therapie, um mehr Distanz zu belastenden Vorstellungen zu bekommen. Lassen Sie sich Zeit für die Bearbeitung, machen Sie diese in jedem Fall schriftlich und stellen Sie sicher, dass Sie sich bei der Bearbeitung durchgängig auf die gleiche Annahme / Überzeugung beziehen.

Annahme:

....

....

Welche Belege sprechen für und welche gegen diese Vorstellung?

....

....

Ist Ihre Interpretation der Situation zu unrealistisch, um akkurat zu sein?

....

....

Denken Sie in »Alles-oder-nichts«-Kategorien?

....

....

Beinhaltet die Idee / Annahme / Überzeugung Worte oder Ausdrücke, die extrem oder übertrieben sind (immer, nie, soll, muss, kann nicht, die ganze Zeit)?

....

....

Berücksichtigt Ihre Interpretation nur einen Teilaspekt einer Situation und nicht die gesamte Situation?

....

....

Hilfreiche Fragen zur Distanzierung von belastenden Vorstellungen

Halten Sie möglicherweise eine geringe Wahrscheinlichkeit für eine hohe Wahrscheinlichkeit?

....

....

Basiert Ihre Beurteilung möglicherweise weniger auf einer Tatsache als auf einem Gefühl?

....

....

Beschäftigen Sie sich möglicherweise mit einer irrelevanten Sache?

....

....

Hilft Ihnen dieser Gedanke dabei, Ihr gewünschtes Ziel zu erreichen? Was wäre günstiger?

....

....

Was würden Sie einem Freund / einer Freundin raten?

....

....

Gibt es eine alternative Betrachtungsweise?

....

....

Modifiziert nach Bryan & Rudd, 2025

Problematische Denkmuster

Dieses Arbeitsblatt dient dazu, abzuschätzen, ob und inwieweit bestimmte Annahmen / Überzeugungen durch sogenannte Denkfehler (Beck, 2024) charakterisiert sind. Das Wissen hierum hilft auch manchmal, mehr Distanz zu belastenden Ideen aufzubauen. Versuchen Sie, Ihre negativen Annahmen / Überzeugungen in der Kategorie zu notieren, die diese am besten beschreibt. Beachten Sie, dass manche Annahmen / Überzeugungen zu mehreren Kategorien passen können.

Voreilige Schlüsse ziehen, obwohl keine Beweise oder sogar widersprechende Umstände vorliegen

....

....

....

Maximieren oder Minimieren einer Situation (Umstände / Ereignisse entweder aufbauschen oder ihre Bedeutung herunterspielen)

....

....

....

Ignorieren wichtiger Aspekte einer Situation

....

....

....

Vereinfachen in gut / schlecht oder richtig / falsch

....

....

....

Problematische Denkmuster

Übergeneralisierung eines einzelnen Vorfalls (ein negatives Ereignis wird als nie endendes Muster begriffen)

....

....

....

Gedankenlesen (annehmen, dass andere schlecht von einem denken, obwohl es keine Anhaltspunkte dafür gibt)

....

....

....

Emotionale Beweisführung (ein Gefühl als Beweis für eine Annahme halten)

....

....

....

Tipp

Wenn Sie eine Annahme / Überzeugung gut bearbeiten konnten, dann schreiben Sie sich das Ergebnis, d. h. eine gemäßigtere / distanziertere Betrachtung Ihrer selbst auf eine Karteikarte oder notieren Sie diese im Smartphone.

Modifiziert nach Bryan & Rudd, 2025

Selbstmitgefühl stärken

Selbstmitgefühl meint, dass wir uns selbst gegenüber Mitgefühl für unsere Mängel, unsere Fehler, unser Bemühen und unser Leid entwickeln – vielleicht so, wie wir es gegenüber einer guten Kollegin oder einem guten Kollegen tun würden. Selbstmitgefühl ist verbunden mit einer gewissen Wärme und Freundlichkeit uns selbst gegenüber und gründet sich in dem Wissen, dass Leid und persönliches Versagen ganz grundlegend Teil allgemeiner menschlicher Erfahrung sind. So ist Selbstmitgefühl auch verbunden mit einer gewissen Milde und Nachsicht gegenüber uns selbst. Selbstmitgefühl ist zu unterscheiden von Selbstmitleid, bei dem man sich eher als ein Opfer der Umstände versteht.

Überlegen Sie, wie Sie mit einem guten Kollegen oder einer guten Kollegin umgehen würden, die sich in einer Situation wie der Ihrigen befinden würde. Fokussieren Sie diesmal auf die folgenden Fragen: Was würden Sie zu der Person sagen? Und wie würden Sie es zu ihr sagen?

....

....

....

Und jetzt kontrastieren Sie dies einmal damit, wie Sie gerade mit sich selbst im therapeutischen Setting umgehen? Was sagen Sie zu sich selbst? In welchem Ton reden Sie mit sich selbst?

....

....

....

Können Sie einen Unterschied bemerken in der Art, wie Sie mit anderen im Vergleich zu Ihnen selbst umgehen? Was glauben Sie, welche Faktoren oder welche Ängste spielen für diesen Unterschied eine Rolle? Stellen Sie sich dann vor, dass Sie mit sich selbst in Ihrer Auseinandersetzung mit dem Patientensuizid so sprechen, wie Sie mit einer guten Kollegin oder einem guten Kollegen sprechen würden: Was glauben Sie, was würde anders sein? Inwiefern würde das anders sein?

....

....

....

Vielleicht können Sie in den nächsten Tagen versuchen, mehr wie ein guter Kollege / eine gute Kollegin zu sich selbst zu sein. Vielleicht mögen Sie dabei auch noch eine andere Perspektive einbeziehen:

- Welche Art von Supervisor:in würden Sie sich für Ihre Lieblingskolleg:innen wünschen?
- Und welche Art Supervisor:in sind Sie für sich selbst?

Mein mitfühlendes Selbst

Stellen Sie sich bitte vor, Sie hätten Selbstmitgefühl und auch Mitgefühl mit anderen – wie sieht das im Einzelnen aus? Nehmen Sie sich bitte etwas Zeit und Ruhe, um dieser Frage nachzugehen. Also, Sie sind mitfühlend, mit sich selbst und mit anderen.

- Welche Gedanken gehen Ihnen durch den Kopf?
- Wie fühlen Sie sich in Ihrem Körper?
- Wie atmen Sie?
- Wie bewegen Sie sich? Welche Körperhaltung haben Sie?
- Welcher Gesichtsausdruck ist damit verbunden?
- Welche Erinnerungen kommen Ihnen in den Sinn?
- Worauf achten Sie in Ihrer Umgebung, bei den Menschen, auf die Sie treffen?
- Was interessiert Sie?
- Womit beschäftigen Sie sich, wofür setzen Sie sich ein?
- Welche Bilder tauchen auf, was stellen Sie sich vor?
- Wie geht es Ihnen mit sich selbst, wie fühlen Sie sich selbst gegenüber?
- Was macht Sie aus, welche Eigenschaften, welche Stärken?
- Wie stehen Sie zu anderen?

....

....

....

....

....

....

....

....

....

....

Vielleicht mögen Sie die Augen schließen und sich Ihr mitfühlendes Selbst, den Teil von Ihnen, der selbstmitfühlend ist, bildlich vorstellen.

Mein mitfühlendes Selbst

Kritische Gedanken durch mitfühlende Gedanken ersetzen			
Kritische Gedanken	Emotionale & behaviorale Konsequenzen	Mitfühlende Gedanken	Emotionale & behaviorale Konsequenzen

Selbstwertgefühl stärken

Dieses Arbeitsblatt soll Sie dabei unterstützen, Ihr therapeutisches Selbstwertgefühl (wieder) zu stärken. Möglicherweise fokussieren Sie infolge des Patientensuizids einseitig auf eigene Schwächen. Mit dem Ziel, ein realistischeres und komplexeres Bild von Ihren eigenen Qualitäten zu etablieren, sollten Sie sich daher im Folgenden explizit dazu Gedanken machen, was Sie an sich als Therapeut:in mögen und was Patient:innen und Kolleg:innen an Ihnen als Therapeut:in schätzen könnten (vgl. Chmielewski & Hanning, 2021).

Gehen Sie dazu die folgenden Fragen durch, lassen Sie sich Zeit und machen Sie das Ganze nur für sich, sodass Sie nicht durch Gedanken wie »Eigenlob stinkt«, »Bescheidenheit ist eine Zier« blockiert werden. Machen Sie sich wieder zu allen Punkten Notizen!

Welche Eigenschaften mögen Sie (immer noch) an sich als Therapeut:in? Welche Eigenschaften finden Sie okay an sich als Therapeut:in? Welche Kompetenzen haben Sie? Was können Sie gut? Mit welchen Patient:innen und / oder Störungsbildern können Sie gut arbeiten? Welche therapeutischen Techniken mögen und beherrschen Sie?

....

....

....

....

....

Gehören noch weitere Punkte auf die Liste, die Sie vor dem Patientensuizid noch mit aufgeschrieben hätten?

....

....

....

Welche Eigenschaften und Fähigkeiten könnten Patient:innen an Ihnen als Therapeut:in mögen? Was könnten Patient:innen an Ihnen sympathisch, angenehm, hilfreich finden? Was für Rückmeldungen haben Sie bereits bekommen?

....

....

....

Selbstwertgefühl stärken

....

....

Welche Eigenschaften und Fähigkeiten könnten Kolleg:innen an Ihnen als Therapeut:in schätzen? Um welche Kompetenzen und Skills könnten andere Therapeut:innen Sie beneiden?

....

....

....

....

....

Gehören noch weitere Punkte auf die Liste, die Sie nicht aufgeschrieben haben, weil sie Ihnen selbstverständlich erscheinen oder weil Sie sich nicht loben wollen?

....

....

....

Ergänzen Sie Ihre Notizen in den folgenden Tagen und Wochen, immer dann, wenn Ihnen noch was einfällt oder Sie irgendeine Form von positiver Rückmeldung zu Ihrer therapeutischen Arbeit bekommen. Es geht nicht darum, dass Sie sich irgendwie in ein positives Licht setzen wollen, sondern es geht ausschließlich darum, ein Gegengewicht zu all den negativen Ideen, die Sie aktuell über sich und Ihre Qualitäten als Therapeut:in haben, zu bilden.

Wichtig

Es geht also um eine faire und komplexe Bewertung Ihrer selbst: Natürlich gibt es Dinge, die Sie – wie alle Therapeut:innen – weniger gut können oder vielleicht auch schon weniger gut gemacht haben. Es gibt aber genauso Dinge, die Sie gut machen, gut gemacht haben und gut machen werden!

Umgang mit imaginierten Bildern vom Suizid

Die Schreibübung dient dazu, sich klarer darüber zu werden, dass es kein wirkliches Wissen über die letzten Stunden der verstorbenen Person gibt. Nutzen Sie die folgende Schreibinstruktion, um sich mit dem Thema auseinanderzusetzen:

»Für den folgenden Text schreiben Sie bitte auf, wie Sie sich die letzten Stunden vor dem Suizid des Menschen, um den Sie trauern, vorstellen. In welchem Zustand befand sich Ihrer Ansicht nach die verstorbene Person, welche Bilder tauchen bei Ihnen auf? In einem ersten Schritt besteht Ihre Aufgabe darin, nur die Begebenheiten und Details aufzuschreiben, über die *Sie wirklich genau wissen, dass sich diese so zugetragen haben* und nicht, was Sie vermuten, wie sich der verstorbene Mensch in den letzten Stunden gefühlt hat. Versuchen Sie, den Text sehr sachlich zu schreiben (z. B. ›Er ging entschlossen aus dem Haus.‹). Wenn Sie mit dem Text fertig sind, lesen Sie den Text noch einmal durch und streichen jetzt alle Textteile heraus, von denen Sie nicht genau wissen, ob diese tatsächlich so stattgefunden haben (z. B. ›Er hatte große Panik und weinte.‹; ›Sie hoffte, dass ich in letzter Minute komme und sie vom Suizid abhalte.‹). Achten Sie sehr genau darauf, dass alle Textteile gestrichen werden, von denen Sie nur vermuten, dass sie vielleicht so für die verstorbene Person gewesen seien. Wenn Sie diesen überarbeiteten Text nun vor sich liegen haben und diesen noch einmal sehr bewusst durchlesen, was verändert sich für Sie?« (Wagner, 2019, S. 69).

....

....

....

....

....

....

....

....

....

....

....

....

....

Sinnerleben

Das Erleben eines Patientensuizids wirft Fragen auf, die weit über den aktuellen Moment hinausgehen.

- Hat Psychotherapie überhaupt einen Sinn?
- Ist es möglich, Menschen mit Psychotherapie zu helfen?
- Ist es mir möglich, Menschen auf diesem Weg zu helfen?
- Bin ich der Arbeit noch gewachsen?

Die folgenden Fragen können Ihnen dabei helfen, die Einschätzung Ihres Sinnerlebens zu überdenken (Hoffmann und Hofmann, 2020).

Vergegenwärtigen Sie sich die Gründe und die Entwicklung, die dazu geführt haben, dass Sie den Beruf der Psychotherapeut:in ergriffen haben: Auf welche Vorlieben, Interessen und Talente gründete sich Ihre Entscheidung? Haben die Motive, die damals ausschlaggebend waren, heute ihre Gültigkeit verloren?

....

....

....

....

Erinnern Sie sich an einige der Patient:innen, die Sie im Laufe Ihrer Berufstätigkeit kennengelernt haben, die Sie sehr angerührt haben und denen Sie gut helfen konnten. Denken Sie auch an all die suizidalen Patient:innen, die Sie behandelt haben und die sich nicht das Leben genommen haben. Vergegenwärtigen Sie sich den Zustand dieser Patient:innen am Anfang der Therapie und bei ihrer Beendigung. Was schließen Sie hieraus?

....

....

....

....

Beobachten Sie aktuelle sinnstiftende Erlebnisse bei Ihren Therapien und sammeln Sie sie: Episoden, in denen Patient:innen und Sie eine besonders gute therapeutische Arbeitsbeziehung gebildet haben, Therapiesitzungen, in denen Patient:innen plötzlich einen »Entwicklungssprung« gemacht haben, oder Momente, in denen Sie in der Rolle als Therapeut:in aufgegangen sind.

....

....

Sinnerleben

Überlegen Sie, ob Sie Ihre Arbeit »anreichern« können, indem Sie neue Interessen / Spezialisierungen aufbauen, neue Techniken erlernen und ausprobieren, sich ausführlicher mit einem besonderen Störungstyp beschäftigen usw.

Vergegenwärtigen Sie sich noch einmal, welchen Stellenwert Ihre Arbeit in Ihrem Leben einnimmt, welche Ressourcen sie Ihnen bereitstellt, welche sozialen Vorteile sie Ihnen verschafft usw. Prüfen Sie auch, was es persönlich für Sie bedeutet, Psychotherapie zu betreiben, um mit Menschen zu arbeiten.

Fragen Sie sich schließlich, welche ernsthaften und praktikablen Alternativen Sie zu Ihrer jetzigen Arbeit hätten. Welche Vor- und Nachteile gingen damit einher?

Lassen Sie sich für die Beantwortung der Fragen ruhig mehrere Tage Zeit. Ergänzen Sie Dinge, die Ihnen im Verlauf der Auseinandersetzung einfallen, diskutieren Sie die Fragen mit anderen und überlegen Sie auch, welche Veränderungen Ihrer therapeutischen Arbeit zu Ihrer Entlastung und vermehrtem Sinnerleben beitragen könnten.

Selbstwirksamkeit

Stellen Sie sich vor, dass Sie erneut mit einer suizidalen Person therapeutisch arbeiten müssen. Was macht Ihnen an dieser Vorstellung aktuell vor allem Angst oder bereitet Ihnen Sorge?

....

....

Welche Unterstützung (personell / institutionell) benötigen Sie, um sich trotz dieser Angst / Sorge um die suizidale Person therapeutisch kümmern zu können?

....

....

Wer kann Ihnen diese Unterstützung bieten? Mit wem müssen Sie sprechen? Wer sollte Sie begleiten?

....

....

Welche Rahmenbedingungen brauchen Sie, um mit der suizidalen Person arbeiten zu können?

....

....

Sind diese Rahmenbedingungen an Ihrer derzeitigen Arbeitsstelle gegeben? Wenn nein: Können Sie diese einfordern?

....

....

Welche Informationen brauchen Sie? Welche therapeutischen Kompetenzen müssen Sie auffrischen / ausbauen?

....

....

Selbstwirksamkeit

Was sind Ihre Grenzen für die Arbeit mit suizidalen Patient:innen?

....

....

Wie können Sie sich daran erinnern, dass Sie sich diese Grenzen gesetzt (und erlaubt) haben?

....

....

In Ergänzung zu den genannten Punkten ist es zudem sinnvoll, die persönliche Haltung in Bezug auf suizidale Patient:innen und deren Behandlung zu klären.

Wofür bin ich als Therapeut:in in der Behandlung suizidaler Patient:innen verantwortlich?

....

....

Wofür sind suizidale Patient:innen (in der Behandlung) verantwortlich?

....

....

Wie muss mein therapeutisches Angebot an suizidale Patient:innen aussehen, um ein gutes Angebot gemacht zu haben?

....

....

Stellen Sie sich vor diesem Hintergrund abschließend vor, dass Sie in den kommenden Jahren bis zu Ihrem 67. Geburtstag weiterhin als Therapeut:in gearbeitet haben und glücklich in Ihrem Beruf waren. Sie haben möglicherweise Ihre Stellen mehrfach gewechselt, insgesamt ist es aber gut für Sie gelaufen. Was möchten Sie darüber erzählen, wie Sie mit der Behandlung von suizidalen Patient:innen zurechtgekommen sind? Was möchten Sie darüber erzählen, wie Sie mit Suizidversuchen und Suiziden von Patient:innen zurechtgekommen sind?

....

....

Literatur

Ajdacic-Gross, V., Hepp, U., Seifritz, E. & Bopp, M. (2019). Rethinking suicides as mental accidents. Journal of Affective Disorders, 252, 141–151.

Andriessen, K. & Krysinska, K. (2012). Essential questions on suicide bereavement and postvention. International Journal of Environmental Research and Public Health, 9, 24–32.

Ariely, D. & Loewenstein, G. (2006). The heat of the moment: The effect of sexual arousal on sexual decision making. Journal of Behavioral Decision Making, 19, 87–98.

Bartone, P.T., Bartone, J.V., Violanti, J.M. & Gileno, Z.M. (2019). Peer support services for bereaved survivors: A systematic review. OMEGA, 80, 137–166.

Barzilay, S., Schuck, A., Bloch-Elkouby, S., Yaseen, Z.S., Hawes, M., Rosenfield, P. et al. (2020). Associations between clinician's emotional responses, therapeutic alliance, and patient suicidal ideation. Depression and Anxiety, 37, 214–223.

Beck, J. (2024). Praxis der Kognitiven Therapie. Weinheim: Beltz.

Bohus, M. (2024). DBT Skillstraining. Stuttgart: Schattauer.

Bonanno, G.A. (2021). The end of trauma. New York: Basic Books.

Bundesärztekammer (BÄK), Kassenärztliche Bundesvereinigung (KBV), Arbeitsgemeinschaft der Wissenschaftlichen Medizinischen Fachgesellschaften (AWMF). Nationale VersorgungsLeitlinie Unipolare Depression, Langfassung, Version 3.2.2022. URL: www.leitlinien.de/depression.

Brockmann, E., Hegerl, U. & Winter, S. (2005). Die Situation Hinterbliebener nach Suizid. Verhaltenstherapie, 15, 47–53.

Bryan, C. (2021). Rethinking suicide. New York: Oxford University Press.

Bryan, C. & Rudd, D.M. (2025). Brief-CBT zur Suizidprävention. Köln: Psychiatrie-Verlag.

Bryan, C.J., Allen, M.H., Wastler, H.M., Bryan, A.O., Baker, J.C., May, A.M. et al. (2023). Rapid intensification of suicide risk preceding suicidal behavior among primary care patients. Suicide and Life-Threatening Behavior, 53, 352–361.

Calear, A.L. & Batterham, P.J. (2019). Suicidal ideation disclosure: Patterns, correlates and outcome. Psychiatry Research, 278, 1–6.

Chu, C., Klein, K.M., Buchman-Schmitt, J.M., Hom, M. A., Hagan, C.R. et al. (2015). Routinized assessment of suicide risk in clinical practice: an empirically informed update. Journal of Clinical Psychology, 71, 1186–1200.

Chu, C., Buchman-Schmitt, J.M., Stanley, I.C.H., Hom, M. A., et al. (2017). The interpersonal theory of suicide. A systematic review and meta-analysis of a decade of cross-national research. Psychological Bulletin, 143, 1313–1345.

Conrad, K., Teismann, T., Rath, D. & Forkmann, T. (2021). Ängste im Umgang mit suizidalen Patient*innen: Eine vergleichende Untersuchung von approbierten Psychotherapeut*innen und Psychotherapeut*innen in Ausbildung. Psychotherapie, Psychosomatik und medizinische Psychologie, 71, 9–17.

Cuijpers, P., Quero, S., Noma, H., Ciharova, M., Miguel, C., Karyotaki, E. et al. (2021). Psychotherapies for depression: A network meta-analysis covering efficacy, acceptability and long-term outcomes of all main treatment types. World Psychiatry, 20, 283–293.

Cuijpers, P., Harrer, M., Miguel, C., Ciharova, M., Papola, D., Basic, D. et al. (2025). Cognitive behavior therapy for mental disorders in adults: a unified series of meta-analyses. JAMA Psychiatry, 82, 563–571.

de Beurs, D., Bockting, C., Kerkhof, A., Scheepers, F., O'Connor, R., Penninx, B. et al. (2021). A network perspective on suicidal behavior: Understanding suicidality as a complex system. Suicide & Life-Threatening Behavior, 51, 115–126.

Chmielewski, F. & Hanning, S. (2021). Therapie-Tools Selbstwert. Weinheim: Beltz.

Deming, C.A., Harris, J.A., Castro-Ramirez, F., Glenn, J.J., Cha, C.B., Millner, A.J. et al.

(2021). Inconsistencies in self-reports of suicidal ideation and attempts across assessment methods. Psychological Assessment, 33, 218–229.

Diedrich, A. (2016). Mitgefühlfokussierte Interventionen in der Psychotherapie. Göttingen: Hogrefe.

Dong, M., Zeng, L.N., Lu, L., Li, X.H., Ungvari, G.S., Ng, C.H. et al. (2019a). Prevalence of suicide attempt in individuals with major depressive disorder: A meta-analysis of observational surveys. Psychological Medicine, 49, 1691–1704.

Dong, M., Lu, L., Zhang, L., Zhang, Q., Ungvari, G.S., Ng, C.H. et al. (2019b). Prevalence of suicide attempts in bipolar disorder: A systematic review and meta-analysis of observational studies. *Epidemiology and Psychiatric Sciences*, 29, e63.

Dunn, R. G. & Morrish-Vidners, D. (1987). The psychological and social experience of suicide survivors. *Omega, 18*, 175–215.

Eink, M. & Haltenhof, H. (2009). Umgang mit suizidgefährdeten Menschen. Köln: Psychiatrie-Verlag.

Ellis, T.E. & Patel, A.B. (2012). Client suicide: What now? Cognitive and Behavioral Practice, 19, 277–287.

Erlangsen, A., Runeson, B., Bolton, J. M., Wilcox, H. C., Forman, J. L., Krogh, J. et al. (2017). Association between spousal suicide and mental, physical, and social health outcomes: a longitudinal and nationwide register-based study. JAMA Psychiatry, 74, 456–464.

Franklin, J. C., Ribeiro, J. D., Fox, K. R., Bentley, K. H., Kleiman, E. M., Huang, X. et al. (2017). Risk factors for suicidal thoughts and behaviors. Psychology Bulletin, 143, 187–232.

Galasiński, D. & Ziółkowska, J. (2024). The end of ambivalence. A narrative perspective on ambivalence in the suicidal process. Suicide & Life-Threatening Behavior, 54, 888–899.

Galatzer-Levy, I. R., Huang, S. H. & Bonanno, G. A. (2018). Trajectories of resilience and dysfunction following potential trauma: A review and statistical evaluation. Clinical Psychology Review, 63, 41–55.

Gibbons, R. (2024). Someone is to blame: the impact of suicide on the mind of the bereaved (including clinicians). BJPsych Bulletin, 49(1), 1–5.

Gibbons, R. (2025). The impact of suicide on clinicians: insights from the global research. Vortrag gehalten beim 33. IASP-Weltkongress in Wien, Österreich.

Gilbert, P. (2013). Compassion Focused Therapy. Paderborn: Junfermann.

Grad, O. T. (2012). Guidelines to assist clinical staff after the suicide of a patient. Oslo: International Association for Suicide Prevention.

Guo, L. (2023). The delayed, durable effect of expressive writing on depression, anxiety and stress: A meta-analytic review of studies with long-term follow-ups. The British Journal of Clinical Psychology, 62, 272–297.

Hallensleben, N., Glaesmer, H., Forkmann, T., Rath, D., Strauss, M., Kersting, A. et al. (2019). Predicting suicidal ideation by interpersonal variables, hopelessness and depression in real-time. European Psychiatry, 56, 43–50.

Hallford, D. J., Rusanov, D., Winestone, B., Kaplan, R., Fuller-Tyszkiewicz, M. & Melvin, G. (2023). Disclosure of suicidal ideation and behaviours: A systematic review and meta-analysis of prevalence. Clinical Psychology Review, 101, 102 272.

Hawton, K., Lascelles, K., Pitman, A., Gilbert, S. & Silverman, M. (2022). Assessment of suicide risk in mental health practice: shifting from prediction to therapeutic assessment, formulation, and risk management. Lancet Psychiatry, 9, 922–928.

Hines, K. (2013). Cracked, not broken. Washington, DC: Rowman & Littlefield.

Hoffmann, N. & Hofmann, B. (2020). Selbstfürsorge für Therapeuten und Berater. Weinheim: Beltz.

Hofmann, L., Springer, A.-L. & Wagner, B. (2025). The role of informal caregivers in suicide prevention for men – findings from a psychological autopsy study. BMC Public Health, 25, 370.

Hofmann, L. & Wagner, B. (2024a). Efficacy of an online gatekeeper program for relatives of men at risk of suicide – a randomized controlled trial. BMC Public Health, 24, 2693.

Hofmann, L. & Wagner, B. (2024b). Understanding the complexity of suicide loss:

PTSD, complex PTSD and prolonged grief disorder following suicide bereavement. Death Studies, 1–10.
Hom, M. A., Bauer, B.W., Stanley, I.H., Boffa, J.W., Stage, D.L., Capron, D.W. et al. (2021). Suicide attempt survivors' recommendations for improving mental health treatment for attempt survivors. Psychological Services, 18(3), 365–376.
Illes, F., Jendreyschak, J., Armgart, C. & Juckel, G. (2015). Suizide im beruflichen Kontext. Stuttgart: Schattauer.
Jacobs, D. & Brewer, M. (2004). APA practice guideline provides recommendations for assessing and treating patients with suicidal behaviors. Psychiatric Annals, 34, 373–380.
James, D.M. (2005). Surpassing the quota: multiple suicides in a psychotherapy practice. In K. M. Weiner (Hrsg.), Therapeutic and legal issues for therapists who have survived a client suicide (S. 9–24). New York: Haworth Press.
Jobes, D.A. (2023). Managing suicidal risk: a collaborative approach. New York: Guilford Press.
Joiner, T.E. (2005). Why people die by suicide. Cambridge, MA: Harvard University Press.
Jones, J.D., Boyd, R.C., Calkins, M.E., Ahmed, A., Moore, T.M., Barzilay, R. et al. (2019). Parent-adolescent agreement about adolescents' suicidal thoughts. Pediatrics, 143, e20181771.
Jordan, J. R. & McIntosh, J. L. (2011). Grief after suicide: Understanding the consequences and caring for the survivors. New York: Routledge.
Kahneman, D. (2012). Schnelles Denken, langsames Denken. München: Penguin.
Keene, E. A., Hutton, N., Hall, B. & Rushton, C. (2010). Bereavement debriefing sessions: An intervention to support health care professionals in managing their grief after the death of a patient. Pediatric Nursing, 36, 185–189.
Kirtley, O. J., van Mens, K., Hoogendoorn, M., Kapur, N. & de Beurs, D. (2022). Translating promise into practice: A review of machine learning in suicide research and prevention. Lancet Psychiatry, 9, 243–252.
Kleemann, A. J. O. (2004). Haftungsrechtliche Problematik beim Patientensuizid. Dissertation der Universität Tübingen.
Kleespies, P. M. (1993). The stress of patient suicidal behavior: Implications for interns and training programs in psychology. Professional Psychology: Research and Practice, 24, 477.
Kleiman, E. M., Turner, B. J., Fedor, S., Beale, E. E., Huffman, J. C. & Nock, M. K. (2017). Examination of real-time fluctuations in suicidal ideation and its risk factors: Results from two ecological momentary assessment studies. Journal of Abnormal Psychology, 126, 726–738.
Knox, S., Burkard, A. W., Jackson, J. A., Schaack, A. M. & Hess, S. A. (2006). Therapists-in-training who experience a client suicide: Implications for supervision. Professional Psychology: Research and Practice, 37, 547.
Kolochowski, F. D., Kreckeler, N., Forkmann, T. & Teismann, T. (2025). Reliability of suicide risk estimates: A vignette study. Archives of Suicide Research, *29,* 544–555.
Kovacs, M. & Beck, A. T. (1977). The wish to die and the wish to live in attempted suicides. Journal of Clinical Psychology, 33, 361–365.
Lammers, M. (2024). Scham und Schuld – Behandlungsmodule für den Therapiealltag. Stuttgart: Schattauer.
Leaune, E., Ravella, N., Vieux, M., Poulet, E., Chauliac, N. & Terra, J. L. (2019). Encountering patient suicide during psychiatric training: An integrative, systematic review. Harvard Review of Psychiatry, 27, 141–149.
Lehmann, J., Nübling, R., Siebert, A. & Schnell, T. (2025). Suizide von Psychotherapie-Patientinnen und deren Auswirkung auf ihre Behandlerinnen. PPmP – Psychotherapie, Psychosomatik, Medizinische Psychologie, DOI: 10.1055/a-2648-4063
Leichsenring, F., Abbass, A., Heim, N., Keefe, J. R., Kisely, S., Luyten, P., et al. (2023). The status of psychodynamic psychotherapy as an empirically supported treatment for common mental disorders: An umbrella review. World Psychiatry, 22(2), 286–304.

Loewenstein, G. (2005). Hot-cold empathy gaps and medical decision making. Health Psychology, 24, 49–56.
Menzel, S. & Brieger, P. (2021). Umgang mit Suiziden in psychiatrischen Einrichtungen. Köln: Psychiatrie-Verlag.
Michel, K. (2023). The suicidal person. New York: Columbia University Press.
Millner, A. J., Lee, M. D. & Nock, M. K. (2017). Describing and measuring the pathway to suicide attempts: A preliminary study. Suicide & Life-Threatening Behavior, 47, 353–369.
Nice-Guideline (2022). Self-harm. https://www.nice.org.uk/guidance/ng225
Nock, M. K., Park, J. M., Finn, C. T., Deliberto, T. L., Dour, H. J. & Banaji, M. R. (2010). Measuring the suicidal mind: Implicit cognition predicts suicidal behavior. Psychological Science, 21, 511–517.
O'Connor, R. C. & Kirtley, O. (2018). The integrated motivational-volitional model of suicidal behaviour. Philosophical Transactions of the Royal Society B – Biological Sciences, 373, 1754.
Oates, A. & Gibbons, R. (2022). After a patient dies by suicide: An illustrative case for trainee psychiatrists and trainers. BJPsych Bulletin, 46, 293–297.
Owens, C., Derges, J. & Abraham, C. (2019). Intervening to prevent a suicide in a public place: A qualitative study of effective interventions by lay people. BMJ Open, 9, e032319.
Paashaus, L., Forkmann, T., Glaesmer, H., Juckel, G., Rath, D., Schönfelder, A. et al. (2021). From decision to action: Suicidal history and time between decision to die and actual suicide attempt. Clinical Psychology and Psychotherapy, 28, 1427–1434.
Paul, C. (2012). Warum hast du uns das angetan? München: Goldmann.
Pavlacic, J. M., Buchanan, E. M., Maxwell, N. P., Hopke, T. G. & Schulenberg, S. E. (2019). A meta-analysis of expressive writing on posttraumatic stress, posttraumatic growth, and quality of life. Review of General Psychology, 23, 230–250.
Pennebaker, J. W. (2001). Sag, was dich bedrückt: Die befreiende Kraft des Redens. Düsseldorf: Econ.
Pennebaker, J. W. (2010). Heilung durch Schreiben. Bern: Huber.
Pokorny, A. D. (1983). Prediction of suicide in psychiatric patients: Report of a prospective study. Archives of General Psychiatry, 40, 249–257.
Rosen, A. (1954). Detection of suicidal patients: An example of some limitations in the prediction of infrequent events. Journal of Consulting Psychology, 18, 397–403.
Rudd, M. D., Brown, G. K., Jobes, D. A., Joiner, T., Cukrowicz, K. & Silverman, M. (2009). Informed consent with suicidal patients: Rethinking risks in (and out of) treatment. Psychotherapy: Theory, Research, Practice, Training, 46, 459–468.
Sandford, D. M., Kirtley, O. J., Thwaites, R. & O'Connor, R. C. (2021). The impact on mental health practitioners of the death of a patient by suicide: A systematic review. Clinical Psychology & Psychotherapy, 28(2), 261–294.
Schmid, R., Mehlsteibl, D., Cording, C., Wolfersdorf, M. & Spießl, H. (2008). Viele Fragen und keine Antworten – Hinterbliebene nach Kliniksuizid. Psychiatrische Praxis, 35, 247–250.
Seeman, M. V. (2015). The impact of suicide on co-patients. Psychiatric Quarterly, 86, 449–457.
Séguin, M., Bordeleau, V., Drouin, M. S., Castelli-Dransart, D. A. & Giasson, F. (2014). Professionals' reactions following a patient's suicide: Review and future investigation. Archives of Suicide Research, 18, 340–362.
Seibl, R., Baumgartner, M., Grabenhofer-Eggerth, A., Grill, W., Hruby, K., Kapitany, T., et al. (2021). SUPRA-Empfehlungen für Suizid-Postvention in psychosozialen und medizinischen Einrichtungen.
Simon, G. E., Rutter, C. M., Peterson, D., Oliver, M., Whiteside, U., Operskalski, B. et al. (2013). Does response on the PHQ-9 Depression Questionnaire predict subsequent suicide attempt or suicide death? Psychiatric Services, 64, 1195–1202.
Sobanski, T., Josfeld, S., Peikert, G. & Wagner, G. (2021). Psychotherapeutic interventions for the prevention of suicide re-attempts: A

systematic review. Psychological Medicine, 51, 2525–2540.
Sohn, M. N., McMorris, C. A., Bray, S. & McGirr, A. (2021). The death-implicit association test and suicide attempts: A systematic review and meta-analysis of discriminative and prospective utility. Psychological Medicine, 51, 1789–1798.
Soper, C. A., Malo Ocejo, P. & Large, M. (2022). On the randomness of suicide: An evolutionary, clinical call to transcend suicide risk assessment. In R. Abed & P. St John-Smith (Hrsg.), Evolutionary psychiatry: Evolutionary perspectives on mental health (S. 134–152). Cambridge, UK: Cambridge University Press.
Souza, K., Sosu, E. M., Thomson, S. & Rasmussen, S. (2024). A systematic review of the studies testing the integrated motivational-volitional model of suicidal behaviour. Health Psychology Review, 18, 698–722.
Springer, K. S., Levy, H. C. & Tolin, D. F. (2018). Remission in CBT for adult anxiety disorders: A meta-analysis. Clinical Psychology Review, 61, 1–8.
Taiminen, T. (1993). Suicide contagion among psychiatric inpatients. Nordic Journal of Psychiatry, 47, 191–194.
Tamworth, M., Killaspy, H., Billings, J. & Gibbons, R. (2022). Psychiatrists' experience of a peer support group for reflecting on patient suicide and homicide: a qualitative study. International Journal of Environmental Research and Public Health, 19, 14 507.
Teismann, T. (2023). Means restriction: Eine narrative Literaturübersicht. Suizidprophylaxe, 50, 40–50.
Teismann, T. & Claus, C. (2026). Suizid und Suizidalität. In A. Riedel, T. Heidenreich, K. Klotz & S. Feinauer (Hrsg.), Suizidprävention in der Pflege (S. 1–10). Heidelberg: Springer.
Teismann, T. & Friedrich, S. (2022). Therapie-Tools Suizidalität und Krisenintervention. Weinheim: Beltz.
Teismann, T., Forkmann, T. & Glaesmer, H. (2019). Risikoabschätzung bei suizidalen Patienten: Geht das überhaupt? Verhaltenstherapie, 29(2), 80–84.
Teismann, T., Forkmann, T., Glaesmer, H., Alpers, G. W., Brakemeier, E. L. et al. (2024). Prevalence of suicidal ideation in German psychotherapy outpatients: A large multicenter assessment. Journal of Affective Disorders, 351, 971–976.
Teismann, T., Siebert, A. & Forkmann, T. (2024). Suicidal ambivalence: A scoping review. Suicide and Life-Threatening Behavior, 54(4), 802–813.
Ting, L., Sanders, S., Jacobson, J. M. & Power, J. R. (2006). Dealing with the aftermath: A qualitative analysis of mental health social workers' reactions after a client suicide. Social Work, 51, 329–341.
Veilleux, J. C. (2011). Coping with client death: Using a case study to discuss the effects of accidental, undetermined, and suicidal deaths on therapists. Professional Psychology: Research and Practice, 42, 222–228.
Wagner, B. (2019). Psychotherapie mit Trauernden. Weinheim: Beltz.
Wagner, B. & Hofmann, L. (2020). Psychische Folgen und psychotherapeutische Unterstützung nach dem Suizid eines Angehörigen. Psychotherapeutenjournal, 19(1), 26–33.
Wagner, N. J., Grunhaus, C. M. & Tuazon, V. E. (2020). Agency responses to counselor survivors of client suicide. The Professional Counselor, 10, 251–265.
Walsh, C. G., Ribeiro, J. D. & Franklin, J. C. (2017). Predicting risk of suicide attempts over time through machine learning. Clinical Psychological Science, 5, 457–469.
Wasserman, D., Tran Thi Thanh, H., Pham Thi Minh, D., Goldstein, M., Nordenskiöld, A. & Wasserman, C. (2008). Suicidal process, suicidal communication and psychosocial situation of young suicide attempters in a rural Vietnamese community. World Psychiatry, 7(1), 47–53.
Wastler, H. M., Bryan, A. O. & Bryan, C. J. (2022). Suicide attempts among adults denying active suicidal ideation: An examination of the relationship between suicidal thought content and suicidal behavior. Journal of Clinical Psychology, 77(12), 2756–2771.
Weber, M. M. (1999). Rechtsprobleme der Behandlung suizidaler Patienten. Psychotherapie, 4, 191–198.
Wienke, A. (2018). Umgang mit suizidalen Patienten: Die Sorgfaltspflichten der Ärzte

und des Pflegepersonals. Laryngo-Rhino-Otologie, 97(7), 560–562.
Whisenhunt, J. L., DuFresne, R. M., Stargell, N. A., Rovnak, A., Zoldan, C. A. & Kress, V. E. (2017). Supporting counselors after a client suicide: Creative supervision techniques. Journal of Creativity in Mental Health, 12, 451–467.
Willutzki, U. & Teismann, T. (2024). Ressourcen aktivieren. Göttingen: Hogrefe.
Witt, K. G., Hetrick, S. E., Rajaram, G. et al. (2021). Psychosocial interventions for self-harm in adults. Cochrane Database of Systematic Reviews, 2021, CD013668.
Wolfersdorf, M., Vogel, R., Kornacher, J., Rupprecht, U., Franke, C. & Wurst, F. M. (2001). Nach dem Suizid eines Patienten – Erfahrungen mit Angehörigen von Suizidenten in der psychiatrischen Klinik. Psychiatrische Praxis, 28(7), 341–344.
Woodford, R., Spittal, M. J., Milner, A., McGill, K., Kapur, N., Pirkis, J. et al. (2019). Accuracy of clinician predictions of future self-harm: A systematic review and meta-analysis of predictive studies. Suicide and Life-Threatening Behavior, 49(1), 23–40.
Wurst, F. M., Kunz, I., Skipper, G., Wolfersdorf, M., Beine, K. H., Vogel, R. et al. (2013). How therapists react to patients' suicide: Findings and consequences for health care professionals' wellbeing. General Hospital Psychiatry, 35(5), 565–570.

Sachwortverzeichnis